Introducción.

I0429563

Hola amiga. Si estás leyendo este libro es porque tus piernas no te gustan, te sientes acomplejada y te gustaría mejorarlas.

Pues estás ante el libro adecuado.

Aquí aprenderás de una forma sencilla todo lo que debes saber para conseguir tener unas bonitas piernas.

No te vas a encontrar un libro técnico, lleno de cuestiones médicas o fórmulas alimenticias.

Tan sólo encontrarás las palabras de alguien que te enseñara basándose en su propia experiencia y en los conocimientos que ha ido adquiriendo a lo largo de años de lucha para lograr su objetivo.

Hoy tengo unas piernas bonitas, y me siento orgullosa de enseñarlas. Pero hace años me avergonzaba de mi misma.

Se que tú eres la que sufres y que necesitas mi ayuda. Pues aquí la tienes.

Después de leer mi libro, te darás cuenta que lograr tus objetivos es mucho más fácil de lo que crees.

Todo se basa en una cosa. CONSTANCIA.

Si sigues mis pasos, si realizas mis rutinas, en definitiva, si te lo tomas en serio, lo conseguirás.

La palabra "rendirse" no entra en nuestro vocabulario.

Y al final del libro, os indico como contactar conmigo si lo necesitáis, porque después de años de experiencia he intentado ayudar a muchas amigas como tú.

No lo olvides. "LO PUEDES LOGRAR".

Todas podemos.

Estoy segura que este libro te servirá de ayuda y será tu guía para lograr tus metas.

Animo. Tu objetivo es el mío. Juntas lo conseguiremos…

Adelgazar las piernas. Nuestro sueño.

Hola amigas.

Comienzo aquí con este ilusionante libro. Y es ilusionante, porque creo que será de ayuda para muchas de nosotras.

A lo largo de los últimos años he ido recopilando información y sobre todo he ido trabajando duro para conseguir mejorar la silueta de mis piernas.

No ha sido fácil, desde luego, por eso este libreo nace con la idea de orientaros de todos aquellos pasos, productos, ejercicios, sacrificios, etc., que nos llevarán al objetivo de tener unas piernas más bonitas.

Nunca tendremos las piernas de Charlize Theron, claro, pero si podemos mejorar las nuestras y hacerlas más atractivas.

Y comienzo por deciros, que aunque os prometan soluciones rápidas, tratamientos fugaces o técnica milagrosas…

No hay milagros amigas, pero sí hay método.

Poco a poco, podemos ir mejorando nuestra silueta y conseguir en el plazo de unos meses una mejora clara de nuestras piernas.

Iremos poco a poco desgranando diferentes aspectos relacionados con el propósito que tenemos. Iremos haciendo referencia a mitos, mentiras y engaños, así como a las cosas que si son verdaderamente eficaces para nuestras piernas.

En fin, que espero que os guste y sobre todo espero ayudaros en apartar la paja de lo realmente importante.

Cremas milagrosas....

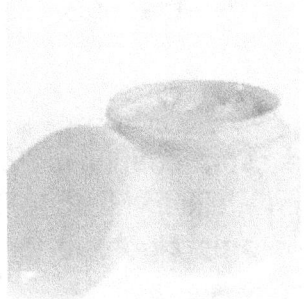

Cremas adelgazantes

Os lo aseguro chicas. Las he probado todas y...

En fin, que los milagros no existen. Si estáis esperando usar una crema adelgazante, extenderla por vuestras piernas y levantaros por la mañana con unas largas, delgadas y estilizadas piernas....podéis seguir soñando porque eso no va a pasar.

Me he encontrado de todo. Hasta una tremenda erupción en la piel por una reacción alérgica. ¿Qué llevaría la maldita crema?

En fin, lo que os digo. Las hay mejores y peores, pero ninguna por si sola os va a ayudar en vuestro propósito.

Es cierto que hay alguna que consigue dejarnos la piel más tersa y suave, pero eso lo podemos lograr de muchas maneras sin tener que gastarnos un pastón.

El principio de estas cremas es penetrar en la piel y eliminar tejido adiposo de nuestras amigas. Pero eso es algo que técnicamente es imposible.

Puede ayudar en las capas finales de la piel, por eso notamos una tersura que apenar dura unos días, pero nada de adelgazar ni eliminar grasa.

Más adelante iremos desgranando diferentes cremas de las muchas que he usado y os iré contando como mis piernas reaccionaban ante ellas.

Hay tanto que contar sobre esto que iremos poco a poco, ¿ok?

Pero para las que penséis que…nada, me pongo una cremita y a lucir piernas delgadas…olvidarlo, porque lo único que habrá adelgazado será vuestra cuenta en el banco, porque la mayoría cuestan un pastón y sus resultados son más bien nulos.

Cremas hidratantes para las piernas...

Lo que si quiero dejaros claro es que no voy a mencionar marcas por razones obvias.

Quiero hablar también con detalle sobre las cremas hidratantes. Aparentemente no tienen mucha relación con el objetivo de adelgazar nuestras piernas, ¿verdad?

Sin embargo, es un aspecto muy importante. Y ¿porque?

Pues muy sencillo.

A medida que vayamos quitando centímetros del nuestros muslos y pantorrillas, se produce un efecto "arruga" lógico. La piel se ha estirado para albergar más cantidad de grasa y ahora que vamos eliminando esa grasa, hay piel sobrante. Parece lógico ¿verdad?

Es cierto que nuestro organismo es capaz de readaptarse a la nueva forma de nuestras piernas, pero corremos el peligro que nos queden marcas, estrías, etc., que aunque en las piernas no son muy visibles, afean la presencia final.

Por eso es bueno hacerse con una buena crema hidratante, para que la piel la absorba y haga menos traumático para nuestras piernas ese adelgazamiento.

Cualquier crema de una buena marca nos puede servir, pero eso sí, cuidado con los componentes y las posibles alergias que nos puedan causar.

Todas conocéis marcas de confianza. Tampoco hay que comprar la más cara. Yo siempre aconsejo leer las características de la crema y seguro que muchos de los componentes coinciden en diferentes marcas y podremos ahorrarnos un dinerito.

No es necesario que la uséis todos los días. Con días alternos es suficiente. Eso si, tenemos que ser rígidas y estrictas en ello y hacer un habito de esto.

Marcaros un calendario y ponerlo en el baño. Así cada día nos acordaremos que nos toca hacer.

¿Cuando la ponemos? Mi consejo es por la noche. Ya se que hay opiniones contrarias, pero si lo ponemos por la noche el efecto es más profundo y progresivo.

Primer ejercicio para nuestras piernas…

Como ya os comenté, mi intención es ayudaros a mejorar vuestras piernas sin que ello suponga un sacrificio enorme.

Claro que si vamos todos los días al gimnasio y nos matamos a trabajar, si hacemos una dieta super estricta, usamos 20 cremas, y nos damos 10 masajes diarios, mejoraremos rápidamente el aspecto de nuestras piernas.

Pero, ¿quién tiene tiempo para eso?

Y lo que es peor, ¿quién tiene la fuerza de voluntad para hacerlo de manera constante? Eso sin contar el dineral que nos gastaríamos.

Por eso vamos a tratar de hacer las cosas sin salirnos de nuestra rutina diaria, de una forma cómoda y sencilla.

Vamos a hacer gimnasia sin saber que lo estamos haciendo, de manera que será muy fácil de llevar.

Empecemos son una pregunta. ¿Sabéis cuantas veces nos agachamos al cabo del día?

Se estima que entre 10 y 20 veces son las que nos agachamos a recoger cosas del suelo o por diferentes motivos.

Esto significa, que si ponemos una media de 15 veces, pues nos agachamos unas 450 veces al mes. Mas o menos unas 5.400 veces al año.

Eso son muchas veces. Y si las duplicamos, no digamos nada. Hablaríamos de más de 10.000 al año. Sí, solo en un año, haríamos más de 10.000 flexiones para agacharnos.

Pues bien, esto tenemos que aprovecharlo. El problema inicial es que nos agachamos mal.

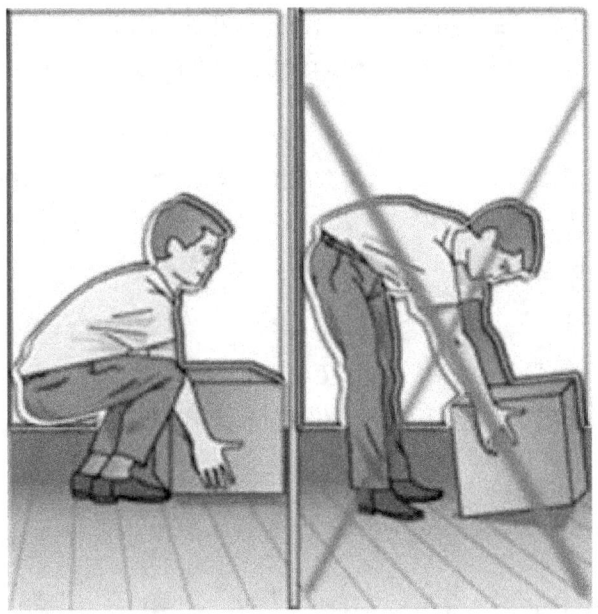

Como debemos agacharnos.

En la imagen que os he puesto, podéis ver como debemos agacharnos.

Las mujeres tenemos un cuerpo muy flexible.

La madre naturaleza nos ha dotado de ella por diversos motivos. Somos mucho más flexibles que los hombres, por eso normalmente cuando recogemos algo del suelo, lo hacemos doblando nuestra cintura, y fácilmente llegamos al suelo.

Mal hecho. Sí, aparte de los daños para nuestra

espalda, estamos desperdiciando una magnifica ocasión de mejorar nuestras piernas.

Solo hay que acordarse de hacerlo de la manera correcta, es decir doblando las piernas, tal y como podéis ver en el dibujo.

Si, ya se que es más cansado, pero el beneficio será mucho mayor de lo que pensáis.

Pues bien, ya tenemos nuestra primera tarea.

Agacharse bien. Nuestras piernas nos lo agradecerán. Tonificaremos los músculos y los fortaleceremos, ayudando a quemar la grasa de más.

Acordaros chicas. Solo con agacharse correctamente cada vez que tengamos que hacerlo haremos más de 5.000 flexiones de piernas al año. Eso acaba notándose. Y para las que queráis avanzar más rápido, solo hay que hacerlo doble. O sea. Que me tengo que agachar para coger algo...pues lo hago dos veces seguidas.

Tampoco hay que tener tanta fuerza de voluntad, ni es exigir mucho.

Estamos en casa, y vemos un bolígrafo en el suelo...pues nos agachamos dos veces de la forma correcta. Animo chicas. Con sólo esto estaremos haciendo más de 10.000 flexiones al año.

¿Alguien duda que esto sea beneficioso para nuestras piernas?

Ponerlo en práctica y veréis que sencillo se os hace.

Otro sencillo ejercicio para las piernas.

Hoy os muestro otro pequeño ejercicio que realizado cada día nos va a ayudar mucho en nuestro objetivo de adelgazar las piernas y tener un aspecto mucho más estilizado.

Como siempre os he dicho, no esperéis milagros ni resultados sorprendentes. Quién os prometa eso, lamento deciros que os engaña.

He probado todo lo que se puede probar, porque mis piernas eran lamentables. Gordas, fofas, enormes...totalmente diferente al resto de mi cuerpo.

Pero os aseguro que adquiriendo unas rutinas en nuestras vidas, en el día a día, podemos lograr nuestro objetivo.

En el último apartado os hable como sobre agacharos y como hacerlo una rutina en nuestra vida. Logramos hacer más de 10.000 flexiones en un año, que nos ayudarán a adelgazar nuestras piernas sin duda. Hoy otra muestra, de como, con un mínimo esfuerzo, cada día lograremos resultados óptimos.

Todas sabemos que los masajes son perfectos para que nuestras piernas se vuelvan más esbeltas, ayuda a la circulación y tonifica nuestros músculos.

Pero un masajista cuesta dinero, ¿verdad?

Claro. Podemos hacerlo de vez en cuando, pero no podemos estar todo el día en el masajista.

Pero si podemos hacerlo nosotras mismas, dedicando unos minutos cada día.

Pues bien, marquémonos nuestra propia rutina.

Cada día, al acostarnos, realizaremos el siguiente ejercicio.

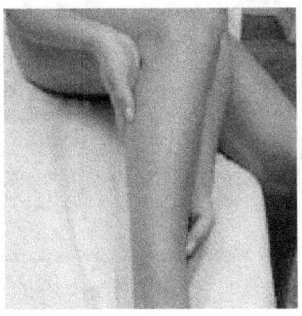

Técnica para masajear las piernas

Fijaros en la foto. Antes de meternos en la cama, solo tenemos que dedicar cuatro minutos diarios. Dos minutos en cada pierna.

En la postura que veis en la foto, haremos un masaje ascendente, desde el tobillo hasta la rodilla, presionando con firmeza con ambas manos. Haremos movimientos lentos, de varios segundos. Así durante un minuto. Luego haremos lo mismo con el muslo. Desde la rodilla hacia arriba. Otro minuto. Repetiremos con la otra pierna, otros dos minutos.

Nada más. No hay que obsesionarse. Si tenéis ganas y estáis animadas, podéis hacerlo más tiempo, pero no os pongáis metas muy altas que podáis hacer hoy, pero mañana os dará pereza hacer.

Pensar que lo importante es la constancia. Sólo con estos cuatro minutos diarios, habremos masajeado nuestras piernas más de 24 horas en un año. Un día entero nada menos.

Es sencillo y los resultados serán visibles en unos meses.

Pero no caigáis en el error de hacer el ejercicio tres días y correr a buscar la cinta métrica a ver cuento habéis adelgazado porque os desanimaréis.

Hacerme caso. La paciencia y la constancia serán nuestras armas en este largo camino.

Otro ejercicio para adelgazar las piernas

Hoy voy a hablaros de otro sencillo ejercicio que no nos llevara nada de tiempo y nos ayudará muchísimo a tener unas piernas delgadas y esbeltas.

Siempre hemos escuchado que subir escaleras es un ejercicio muy sano y saludable, además de ayudarnos a mantener una figura envidiable.

Además es ideal para las piernas, porque las fortalecen, y ayuda a eliminar la grasa que acumulamos.

Que conste que subir escaleras, es principalmente beneficioso para las pantorrillas pero también para los muslos y mucho más de lo que pensamos.

Pero podríamos aprovechar mucho más aún este espléndido ejercicio, si las subimos de una forma un poco especial.

Igual que en los ejercicios anteriores, quiero deciros que no se trata de ponernos a subir escaleras a todo meter. Simplemente se trata que las subamos de otra manera.

Además como esfuerzo extra, cuando vayáis a alguna casa donde tengáis que subir uno o dos pisos, hacerlo como vamos a ver, evitando el ascensor. No lo hagáis si son muchos pisos. Nos agotaremos y le cogeremos fobia a las escaleras.

Sólo uno o dos pisos. Con eso es suficiente.

No voy a haceros el cálculo de las miles de escaleras que subimos al cabo del año, y de las muchas más que podemos subir y no hacemos.

Pero vamos por partes.

Fijaros en la siguiente foto.

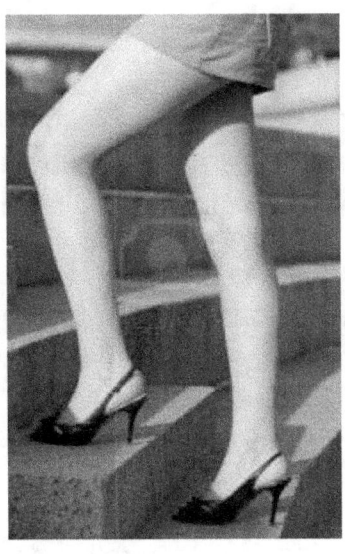

Subiendo escaleras...

Así es como subimos las escaleras todas. Y siempre lo hacemos así porque es más fácil y ahorramos energía.

Apoyamos todo el pie, de puntera a tacón, casi al mismo tiempo.

Eso aumenta la superficie de contacto y minimiza como digo el esfuerzo.

Pues nosotras vamos a hacerlo de otra manera. Las subiremos apoyando solamente la parte delantera de nuestro pie, evitando poner el talón en el suelo.

De esta manera, notaréis como vuestros músculos de las piernas se endurecen porque están haciendo un esfuerzo mayor.

Parece una tontería, pero al cabo de unos meses, después de miles de escaleras, nuestras piernas se irán fortaleciendo y como consecuencia, irán eliminando grasas y se irán haciendo más delgadas.

No tengáis miedo a desarrollar demasiado los gemelos de las piernas.

Es difícil que se lleguen a desarrollar tanto que cojan un aspecto demasiado musculado.

Fijaros sino en las atletas que corren competiciones. Sí, se les notan demasiado los músculos, pero solo cuando los someten a esfuerzos. En reposo o estado normal, tienen unas piernas preciosas y os lo digo yo que tengo alguna amiga que corre muchas horas y hacen ejercicio todos los días y tienen piernas de envidiar.

Así que animaros y adelante, a subir escaleras de esta nueva forma, y poco a poco, iremos mejorando el aspecto de nuestras piernas.

Ah, y no dejéis de hacer los que comentamos en capítulos anteriores.

Otro sencillo truco casero.

Ya sabéis que el objetivo de este libro, es conseguir unas bonitas piernas, con pequeños trucos que podemos realizar en el quehacer diario.

Ya hemos visto varias rutinas que podemos aplicar en el día a día.

Hoy os enseño otra, sencilla y menos intensiva, pero que ayudará a adelgazar nuestras piernas poco a poco.

Se trata de aplicar una determinada postura a la hora de sentarnos.

Cuando estamos en la tranquilidad de nuestra casa y nos sentamos en el sofá a ver la tele, siempre buscamos lógicamente la postura más cómoda. Y más que sentarnos nos tiramos en el sofá.

Lo mismo hacemos cuando nos sentamos en una silla.

Hacemos un movimiento rápido y sencillo.

Lo hacemos así porque es la manera de hacerlo con el mínimo gasto y de la forma más sencilla.

No vamos a hacer cálculo complejos, pero nos sentamos y levantamos unas 30 veces al día, lo que equivale a casi 11.000 veces al año.

Fijaros el beneficio que podríamos obtener si lo hacemos de una forma que obligue a nuestras piernas a trabajar.

Vamos a ello...

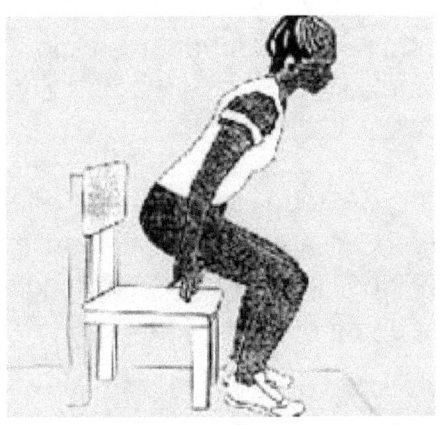

Sentarse bien. Ideal para adelgazar las piernas

Fijaros en el gráfico que os acompaño. Hay que sentarse lentamente, sin apoyar las manos, solo acercarlas para tomar referencia de la distancia.

Y poco a poco vamos bajando hasta estar sentadas. Hacerlo lo más lento que podáis y notaréis como trabajan vuestras piernas. Probarlo...

Lo mismo haremos cuando nos levantemos.

Aquí sí es conveniente hacerlo apoyando un poco las manos al principio para iniciar el movimiento, ya que si lo hacemos sin apoyarnos, podemos dañar nuestra espalda.

Probarlo de nuevo y notaréis, como vuestras piernas están haciendo un ejercicio extra que antes no hacíais.

Y lo mejor de todo es que no tenemos que dedicar nada en absoluto de tiempo extra. Sólo seguimos con nuestras rutinas diarias sin cambiar nada de nuestra vida.

Con todas estas rutinas, serán muchas las horas, que sin darnos cuenta, estaremos haciendo trabajar a nuestras piernas, con un resultado asombroso al cabo de unos meses.

Os lo digo por experiencia, porque yo, cansada, de gimnasios, de dietas agresivas y pomadas y cremas milagrosas, decidí aplicar mi propio método y conseguí muy buenos resultados.

Espero que a vosotras también os ayude, amigas.

Empezamos con las dietas...

Pues sí, vamos a empezar a hablar de las dietas.
No sabría deciros cuantas he probado, yo creo que todas.

Y he sacado muchas conclusiones, la verdad.

Hay dietas brutales, dietas donde me pasaba los días comiendo barritas energéticas y sobrecitos con no se cuantas propiedades.

Seguro que muchas sabéis bien de lo que hablo.

Era un sufrimiento total. Además todo empeoraba cuando veías a toda la familia dándole a la paella y tú con tu barrita energética.

Luego probé las dietas del "papel", como yo las llamo.

Esas en las que todo lo llevas apuntado, calorías, proteínas, etc. Cada día calcular lo que ingerías y ver si te habías pasado. Ah, y comprando la báscula de alimentos para medir bien todo lo que comías. Total, a la semana, la báscula en el trastero y el papel arrugado en la papelera. Menudo rollo...

Y también he probado las dietas tan en boga hoy tipo Dunkan, (hay miles).

Muchas están basadas en el uso indiscriminado de determinados alimentos como la avena, etc.

También he probado los inhibidores de apetito, que realmente funcionan al principio, pero van perdiendo efecto con el tiempo, además de pasarte el día cansada por falta de energía.

Por eso me lance y decidí crear mi propia dieta, la dieta Laura...perdón por la simpleza pero no se me ocurría nada mejor.

Bueno, mi punto de partida, fue toda la experiencia acumulada durante años. Apartar lo que no funcionaba o era demasiado pesado de seguir y quedarme con aquello que me gustaba y funcionaba.

Parece sencillo, pero no lo es.

Todas sabemos que una comida como la de la foto no es saludable, ¿verdad?

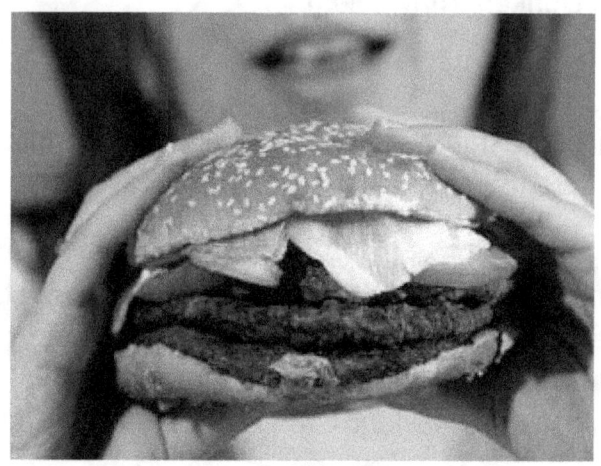

Comiendo insano...

Sin embargo, yo he leído lo que comían algunos deportistas de elite como el tenista Andre Agassi y algún que otro/otra muy famosos, y se hartaban de hamburguesas.

Es evidente que su intenso ejercicio físico les hace eliminar todo eso que comen de más.

Está claro. Pero me hizo ver que no todo es la comida, sino que hay que trabajar sobre cantidades y frecuencias.

Parece algo obvio, pero todas nos hacemos "las machotas" cuando empezamos una dieta que suele ser después de vernos reflejadas en un espejo o escaparate y ver que nuestras piernas parecen las columnas del Partenón, ¿verdad?

Pues empecé a trabajar con la lógica y aplicarla a lo que mi cuerpo consumía.

Por otra parte, todas sabemos que un plato como el de la siguiente   foto es saludable, ¿verdad?

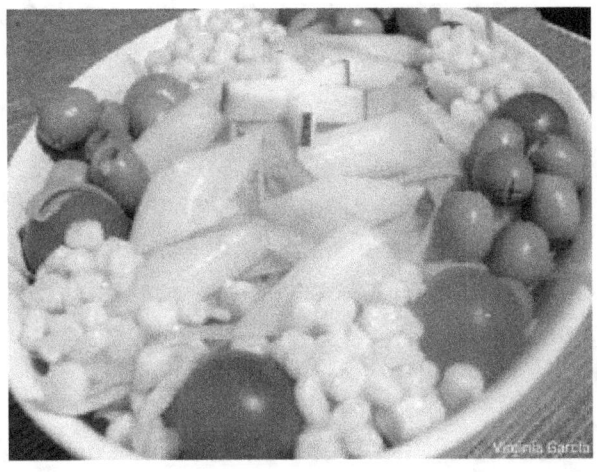

Comida sana

Pues no todo es así de sencillo. Os lo puedo asegurar.

Esto es como el tabaco. Os voy a poner un ejemplo. ¿Mata el tabaco?

Todo el mundo diría que sí, ¿verdad?

Otra pregunta, ¿mata el chocolate?

Lógicamente todo el mundo diría que no, ¿verdad?

Bueno, pues yo no estoy de acuerdo.

Lo que mata es la cantidad y la frecuencia. Es decir, si yo fumo un cigarrillo a la semana, incluso un cigarrillo al día después de comer, os puedo asegurar, que ningún médico os dirá que entráis en el rango de futuras muertes por cáncer de pulmón.

Por otra parte, ir y preguntar a vuestro médico, que pasaría en nuestro cuerpo en unos años, si todos los días nos comemos dos tabletas de chocolate...

Aparte de los kilos que cogeríamos, lo más probable es que en pocos años nuestro corazón reventara ante tal barbaridad.

Entonces, he llegado a la conclusión, que no es malo lo que se come, sino de lo que se abusa.

Y en eso esta basada mi dieta, en estudiar, mis abusos y mis aciertos, y centrarme en ello, olvidando dietas que me cuestan dinero, me tienen nerviosa todo el día y de mal humor y me hacen infeliz.

Espero que me hayáis entendido. Todo, mis amigas, está basado en mi propia experiencia.

Y os aseguro que he llegado a bajar 18 kilos, quedarme en el peso que he querido y siempre deseado, y lo que es mejor, mantenerme en él sin problemas.

Eso lo han agradecido mis piernas, que son las últimas en aceptar que sus grasas las abandonen.

Pero para tener las piernas que hoy tengo gracias a mi trabajo, he tenido que bajar peso, estabilizándolo en un peso normal, e ir realizando todos esos pequeños trucos que vamos viendo en diferentes capítulos.

Bueno amigas espero haberos ayudado. Solo ha sido una introducción.

Más adelante iremos detallando nuestra nueva dieta....

Otro truco para adelgazar las piernas

Bueno amigas, hoy os propongo otro pequeño ejercicio que no nos llevará nada de tiempo extra y que será fundamental para el torneado de nuestras piernas, su fortalecimiento y una mejora en la circulación sanguínea de las mismas.

Lo primero que tenemos que hacer es buscar un lugar, un sitio por el que pasemos a menudo cada día.

Por ejemplo el tramo del salón a la habitación, del salón al baño, el pasillo, etc.

Cualquier sitio nos vale.

No os imagináis la cantidad de metros que hacemos al cabo del día sin darnos cuenta.

Y ¿porque no aprovecharlo?

Eso vamos a hacer.

Supongamos que escogemos el tramo del salón

a la cocina (no hagáis trampa las que lo tenéis al lado, ¿eh?).

Pues bien, como es un tramo de camino que tenemos que hacer cada día, queramos o no, vamos a aprovecharlo.

Recordáis que ya habíamos hablado de los beneficios de subir las escaleras de puntillas, ¿verdad?

Pues vamos a aplicarlo a ese pequeño tramo de nuestra casa que recorremos varias veces al cabo del día.

Y vamos a recorrerlo de puntillas. Eso es.

Caminaremos apoyándonos solamente con la parte delantera de nuestros pies.

Parece una tontería, pero os animo a contar los metros que podéis recorrer en un día en el tramo que escojáis y multiplicarlo por 365 días del año y veréis que montón de metros hemos hecho caminando de puntillas.

El porqué escogemos solo un tramo es porque nos será más fácil recordarlo, asimilarlo y automatizarlo sin darnos cuenta.

De esta manera, cada vez que vayamos a hacer ese pequeño trayecto nos acordaremos de caminar de puntillas tal como veis en la foto.

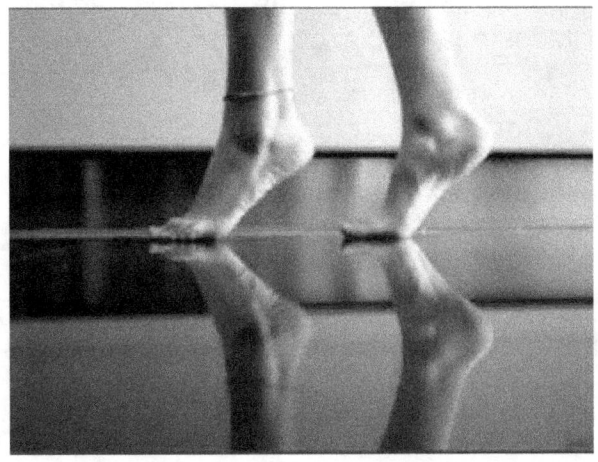

Como caminar de puntillas

Como véis, todos los ejercicios que estamos detallando desde el principio, tienen en común que son fáciles de realizar y sobre todo que no se salen de nuestra rutina diaria.

Todas sabemos que si nos metemos en un gimnasio varias horas al día, tendremos resultados muy positivos. Y si además hacemos una dieta monacal, mejor que mejor.

Pero todas sabemos mejor que nadie, que empezamos y a los pocos días nos desanimamos, ¿verdad?

Por eso es importante que nos planteemos los resultados a largo plazo.

Yo me propuse darme un plazo de un año. Y los resultados fueron espectaculares.

Si cada día vamos haciendo todas las cosas que vamos hablando los resultados llegarán, os lo aseguro.

Quería eso sí, comentaros un pequeño detalle.

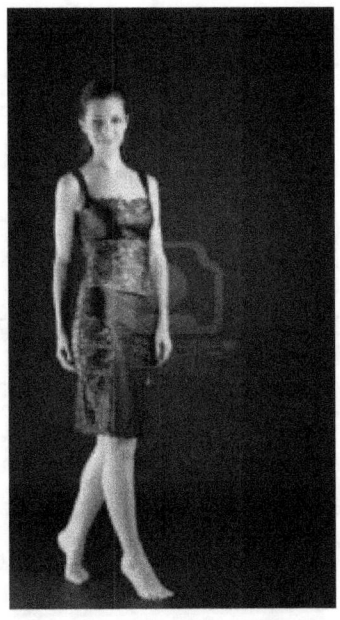

Cuidado con la espalda...

Cuando hagáis este ejercicio, esta rutina, que como os dije van a ser muchos los metros recorridos en un año, tenemos que tener cuidado con no dañar la espalda. A ver si por tener unas piernas bonitas, vamos a dañarnos la espalda.

Por eso os pongo otra foto, para que os fijéis bien. Hay que caminar con la espalda bien recta y erguida.

De esta forma, además el ejercicio será más intenso, además de no dañar nuestra espalda.

Tenerlo muy en cuanta. Es importante. Aparte de nuestra estética y nuestra satisfacción personal por tener unas piernas bonitas, tenemos que cuidar nuestra salud.

Más adelante hablaremos con detalle de la dieta y de hábitos saludables a seguir, aunque ya hemos hecho alguna mención.

Pero de momento, animaros y adelante, a realizar los ejercicios que vamos proponiendo. Espero que os guste y que os animéis. Y recordar que los resultados los veremos a largo plazo…

Un pequeño esfuerzo para nuestras piernas...

Bueno, pues hasta ahora, lo que habíamos visto en cuanto a ejercicios se refiere, eran todo rutinas que podíamos hacer sin salirnos de nuestro quehacer diario, ¿verdad?

Bueno, pues vamos a seguir con alguna de estas rutinas, que no nos quitaran tiempo y sin embargo nos darán un resultado increíble.

Como siempre hacemos, vamos a buscar algo que seguramente todas hacemos cada día en nuestro hogar.

¿Quien no se echa en el sofá por la noche, a ver un poco la tele, o a leer un rato? Si, casi todas lo hacemos, ¿verdad?

Bueno, pues aprovechemos esto.

Y vamos a empezar de una forma muy sencilla, cómoda, y fácil de realizar para que no nos cueste nada de trabajo.

Se trata de acordarnos, cada vez que nos

echemos en el sofá, de realizar 15 repeticiones del ejercicio que os explicaré a continuación.

Sólo 15 repeticiones. Eso sí, si nos levantamos para ir al baño, o cualquier cosa, al volver haremos otras 15 repeticiones.

Son apenas 30 segundos. Parece poco, pero igual que pasaba con nuestros ejercicios anteriores, cuando sumamos días, semanas y meses, habremos acumulado mucho ejercicio beneficioso.

El ejercicio es sencillo. Nos ponemos de lado y levantamos la pierna que queda arriba, todo lo que podamos. Ojo, solo lateralmente. No caigáis en la tentación de levantarla hasta dejarla vertical. No, no se trata de eso.

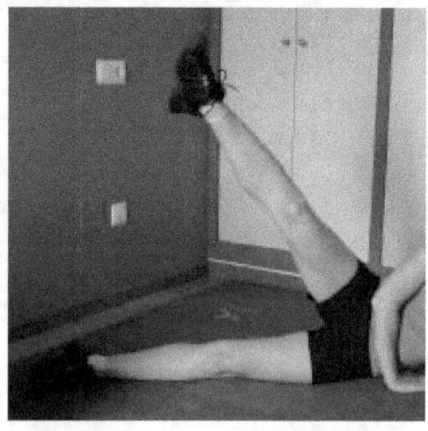

Ejercicio de levantamiento de piernas

En la foto lo podéis apreciar claramente.

Este ejercicio es genial para nuestras piernas, especialmente las partes internas de las mismas, una zona que todas sabemos que enseguida se nos pone fofa y blanda, ¿verdad

Es un ejercicio que todas podemos hacer. No importa si no somos capaces de levantarla tanto como en la foto, lo importante es hacer el movimiento.

También podemos hacerlo en la cama cuando nos acostamos.

Debéis de saber que nuestras piernas, por la noche descansan y se recuperan, por eso no es mala hora hacer el ejercicio antes de dormir o a media tarde.

Ya veis que estamos haciendo montones de ejercicios, sin haber salido nunca de nuestra rutina diaria y sin perder tiempo.

Cuando dentro de unos meses, vean vuestras piernas, nadie se creerá que no habéis dedicado ni un minuto extra de vuestro tiempo libre a trabajar y adelgazar vuestras piernas.

Adelgazar, no es pasar hambre. Adelgazar no es matarse en un gimnasio.

Es simplemente hacer algo diferente de lo que estamos haciendo y que perjudica nuestro cuerpo.

Hablamos de dietas...para nuestras piernas.

Espero que mis consejos estén siendo de utilidad y que vayáis realizando todos los truquitos que hemos ido preparando para vosotras.

Ya se que al principio resulta más difícil seguirlos todos, pero es cuestión de mentalizarse y no agobiarse demasiado.

Hay que ir poco a poco.

Un día empezamos con uno de los ejercicios y lo vamos haciendo los días sucesivos hasta que sea rutina en nuestra vida diaria.

Una vez que lo hayamos incorporado a nuestra rutina, podemos introducir un nuevo ejercicio, y así sucesivamente.

No os agobiéis queriendo hacer todo a la vez porque al final os cansaréis y lo dejaréis. Bueno, ya habíamos hecho una incursión inicial sobre el tema de las dietas, ¿recordáis?

Bueno, aunque más adelante iremos aplicando más procesos y técnicas para ir eliminando poco a poco elementos que no nos favorecen en nuestra dieta (nunca dejaremos de comer nada) hoy vamos a empezar con un breve entrenamiento sobre como ir haciéndolo poco a poco.

Vamos a partir de un ejemplo.

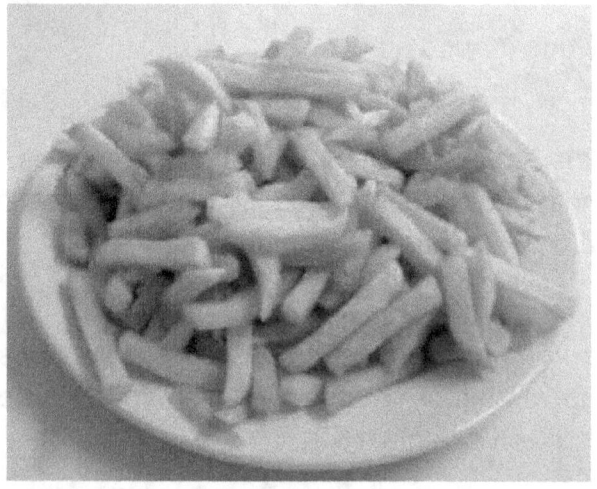

Deliciosas...

Aquí tenéis la foto de un delicioso plato de patatas fritas. ¿Verdad que están apetitosas?

Claro que sí. Bueno, seguro que algunas no las podéis ver delante, pero es igual, esto es solo un ejemplo y podemos aplicarlo a cualquier otro alimento digamos poco saludable, ¿ok?

Bien, pues cuando hay una comida como esta, que nos encanta, pero que sabemos a ciencia cierta que no es saludable para nosotras, debemos rebajar su consumo. Nunca eliminarlo, porque eso nos provocará ansiedad y futuros efectos rebote.

Por ello vamos a hacer algo muy sencillo. Durante la próxima semana vamos a contar las veces que consumimos este plato.

Vamos a suponer que en 4 ocasiones a la semana consumimos patatas en nuestra casa.

Bueno, pues el ejercicio rutina que vamos a hacer es sencillo. Durante las próximas tres semanas, hasta completar el mes, solamente las comeremos en 2 ocasiones semanales.

Es fácil. Evitaremos la ansiedad sobre el alimento, porque sabemos que en apenas unos días podremos volver a comerlo y habremos rebajado a la mitad el consumo del mismo.

No es difícil, pero hay un detalle importante.

Hay que sustituir esos dos días que eliminamos por otro alimento sano, pongamos por ejemplo una ensalada simple. Debemos hacerlo siempre igual, siempre por el mismo alimento porque de esta forma adquirimos una rutina que será fundamental para nuestros futuros avances.

Lo que estamos haciendo es un entrenamiento mental de tal forma que iremos acostumbrando a nuestro cerebro a obedecer a esa rutina.

Con ese pequeño esfuerzo, nuestra mente y nuestro cuerpo irán tomando fuerza y seguridad en sí mismos.

Es muy importante en concepto de "premio", que nos ayudará a avanzar en nuestras pretensiones.

El eliminar esos dos platos semanales y ver que lo hacemos sin esfuerzo nos animará a seguir adelante.

No olvidéis amigas, que nuestras piernas, que son el objetivo que tenemos, necesitan cambios en nuestra alimentación y responden con rapidez a ellos.

Esto es debido a que es la parte de nuestro cuerpo que más movemos con diferencia.

Por ello un pequeño cambio en la entrada de grasas, calorías y demás elementos perjudiciales para nuestras piernas, será rápidamente asimilado por nuestras piernas, que automáticamente adelgazan, aunque sea de forma imperceptible, porque tendrá que buscar esos elementos de alguna parte, y lo hará de las reservas que tiene acumuladas en forma de grasa en las propias piernas.

Es un proceso sencillo y natural. No olvidéis que nuestro objetivo es adelgazar nuestras piernas, y cada esfuerzo, cada pasito, cada ayuda, va a tener resultados.

Os dije en un principio que aquí no os voy a dar dietas milagrosas, ni falsos titulares de "adelgaza tus piernas en 15 minutos"…

No amigas, no os voy a contar mentiras.

Solamente voy a ir explicando las técnicas y trucos que he ido usando personalmente y que me han resultado y que ahora quiero compartir con todas vosotras.

Fundamental para nuestras piernas…

Ahora voy a hablaros de algunos de los hábitos que tenemos que cambiar al menos un poquito si queremos que el avance en nuestro propósito de conseguir unas bonitas piernas sea efectivo.

No os preocupéis, no será algo difícil de hacer, pero tenemos que ser fuertes mentalmente para lograrlo.

Todas sabemos que cuando salimos por la noche, apetece tomarnos una copita y fumarnos un cigarrillo, las que fuman.

Bueno, aunque ya sabéis que es algo negativo para nuestra salud, lo es aún más para nuestras piernas, debido al efecto que causa como acumulación de líquidos y lo perjudicial que es para nuestra circulación.

No voy a entrar en el tema del tabaco. Ya sabéis el mito que existe sobre que dejar de fumar engorda.

Hay múltiples estudios y a veces contradictorios. Lo que esta claro es que cuando dejamos de fumar engordamos fundamentalmente porque comemos más para matar la ansiedad que ello nos produce.

Por lo tanto, dejo en vuestras manos algo tan importante como es esa decisión. Lógicamente mi consejo es que no fuméis y más hoy que apenas existen sitios donde poder hacerlo.

Pero centrémonos en el aspecto que quiero tratar, que es el del alcohol.

Aunque no lo creáis, el alcohol, es un enemigo importantísimo para poder adelgazar y tener unas piernas como queremos.

Sabemos que es un acumulador y retenedor líquidos. Eso ya le hace convertirse en nuestro mayor enemigo.

Además, perjudica claramente la circulación sanguínea hacia nuestras piernas, por lo que aumenta aún más su puesto de enemigo número uno.

Claro...cuando salimos por ahí, quién se resiste a un vinito, una copita, un chupito...

Bueno, no tenemos que renunciar a ello.

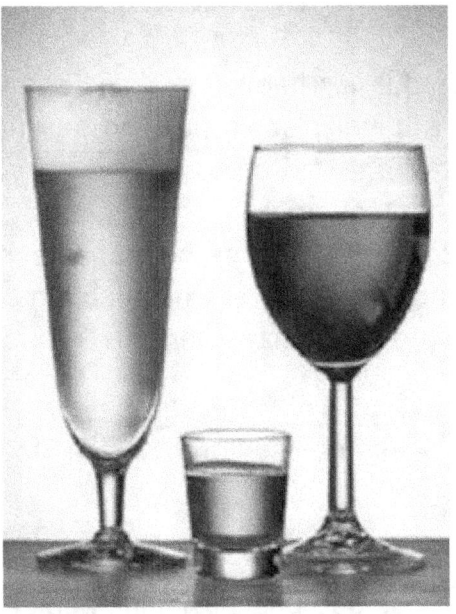

Enemigo nº1 de nuestras piernas...

Bueno, por supuesto que estamos hablando de tomarnos una copa, no una docena.

Si nuestro hábito por el alcohol es demasiado grande, ya entra en otros temas que aquí no vamos a tratar.

Siguiendo con lo que estábamos...

Supongamos que solemos salir el fin de semana a cenar con nuestras amigas, pandilla, novio, etc.

Sabemos que los hábitos sociales nos impulsan a veces a beber alcohol para no ser mal vistas, en especial ante los chicos. Si, lo se, y todas lo sabemos…Quedamos como unas idiotas cuando todo el mundo se pide unos copazos de miedo y nosotras vamos y nos pedimos un zumo natural. Que vergüenza ¿verdad?

Bueno, pues no os preocupéis, todo tiene solución.

Solo tenemos que buscar alguna bebida que "de el pego" para no pasar por ese mal trago.

Cogeros una página de internet (hay cientos y no voy a hacer publicidad…) y buscar algún cóctel, que sin ser demasiado sofisticado, para no quedar como las "frikis", si nos permita estar a la altura y poder huir de nuestro enemigo, el alcohol.

De esta manera, seguiremos cumpliendo nuestro rol social, alternando con atrevimiento, y sin ingerir alcohol.

Aparte de esto, podemos también aplicar nuestra conocida receta de reducir poco a poco, como hemos hecho con otras cuestiones tratadas anteriormente en el libro.

Si no queréis aplicar la estrategia del coctel, siempre podremos reducir al menos el consumo de alcohol. Seguro que se os ocurren miles de disculpas para después de la primera copa, pedirnos un refresco...Habremos evitado la segunda copa y reducido a la mitad la ingesta de alcohol.

De verdad chicas, que a mí la primera de las fórmulas me funciona muy bien...

En cuanto a si salimos a cenar, no pasa nada por tomarse un buen vino con la comida. El efecto es mucho menor, al ser ingerido a la vez que la comida y diluye mucho su efecto. Pero sólo una copita pequeña. Pedir siempre una botella de agua además del vinito, y alternar su consumo durante la cena.

El agua va ayudar a que nuestros riñones eliminen más rápidamente de nuestro organismo los efectos negativos que pudiera hacer el alcohol.

Y sobre todo, cada vez que hagáis o que sigáis estos consejos, acordaros del objetivo que tenemos en mente. Adelgazar nuestras piernas, conseguir que sean esbeltas, estilizadas y bonitas.

Espero haberos ayudado con este consejo.

De verdad que no es difícil chicas. Animo y sigamos avanzando en nuestro propósito...

Bebamos agua….para adelgazar…

Ahora vamos a hablar de la importancia que tiene beber agua para nuestro organismo y sobre todo para adelgazar en general y nuestras piernas   en   particular.
Vamos a partir del hecho, que es fundamental beber al menos 2 litros de agua diario. Las razones muchas y variadas.

Vamos por partes.

Existe la creencia que el beber agua perjudica el tema de la retención de líquidos cuando es justamente al revés.

Sí, si nuestro organismo retiene líquidos, es precisamente porque le falta el agua necesaria.

Así que quitaros la idea que beber agua perjudica nuestra circulación si padecéis retención de líquidos.

Beber agua aumenta nuestro gasto metabólico hasta un 35%, solo media hora después de haberla bebido. Increíble pero cierto. Es nuestro aliado número uno.

Sólo el hecho de beber dos litros de agua obliga a nuestro organismo a consumir más de 100 kilocalorías…

Tenemos que pensar que más de la mitad de nuestro organismo es agua, y que la mayoría de las funciones corporales se realizan con este elemento, eliminar toxinas, lubricar tejidos, regular la hidratación, etc.

Por eso vamos a mentalizarnos que debemos de beber al menos 2 litros de agua al día. Pero, ojo, y aquí es donde vamos a detenernos, como y cuando.

Sí, porque ese es el mayor error de todos.

Es mucha la gente que agarra una botella de agua, la pone encima de la mesa, por ejemplo por la tarde, y empieza a beber sin ton ni son.

Así no se hace, amiga. Estaremos obligando a nuestro organismo a un trabajo extra en unos pocos minutos, perdiendo de esta manera las ventajas que originalmente tendría que tener beber agua.

Tampoco nos sirve pensar que si salgo a pasear o caminar, y me llevo una botella, ya habré cumplido con mi dosis e agua diaria.

Lo importante es dosificar. De nada sirve pegarnos el atracón, porque nuestro organismo, lo que va a hacer es eliminar rápidamente el sobrante de líquido, perdiendo el efecto beneficioso que el agua hace en nuestro organismo.

Por eso tenemos que marcarnos unas rutinas como venimos haciendo en cada capítulo.

Vamos a dosificar de forma equitativa los dos litros de agua durante el día.

Y olvidaros de eso que comentan de beber un par de vasos antes de comer para quitar el hambre. Es una sensación momentánea que nos producirá un efecto rebote en menos de una hora.

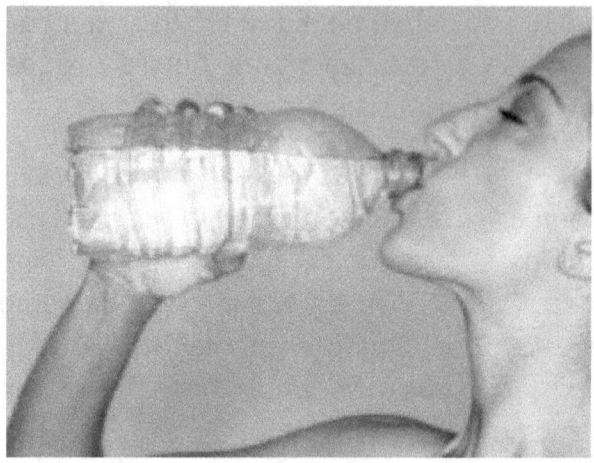

Bebamos agua...

Por la mañana, vamos a beber al menos medio litro. Nuestro cuerpo ha estado toda la noche trabajando y limpiando toxinas, que seguramente eliminaremos al levantarnos e ir al baño.

Por eso con medio litro durante la mañana es suficiente. Siempre después del desayuno, dejando al menos una hora de espacio.

Nuestro cuerpo necesita metabolizar el desayuno con tranquilidad.

La mayor parte de agua a beber, debemos hacerla a media tarde, tras el almuerzo, hasta la cena. Al menos un litro de agua. Lo ideal sería dividirlo en pequeñas dosis. Si tenéis la posibilidad de llevaros un botellín con vosotras en vuestro quehacer diario, sería perfecto.

Ir bebiendo poquito a poco, en pequeños sorbitos. Muchos sorbos pequeños son mucho mejor que un gran sorbo de agua.

Obligamos a nuestro cuerpo a trabajar de continuo.

Después es conveniente cenar temprano, así tendremos un tiempo después de la cena, para que nuestro cuerpo descanse y poder beber otro medio litro antes de acostarse.

Si sois de las de beber e ir al baño de inmediato, no hay problema, y sino, pues solo hay que esperar un poco antes de dormirse.

Todo esto amigas, es muy beneficioso para nuestras piernas, no solo para adelgazar sino para todo. La circulación, la hidratación, etc., se verá mejorada.

Adelgazar las piernas es un proceso más lento que bajar de peso sin más. Es cierto.

Podemos ponernos a dieta, bajar 5 kilos y ver nuestras piernas igual de gordas. Sí, lo sé. Yo también lo he sufrido.

Y lo pasaba fatal viendo que me quedaba en los huesos, que mi cintura era de avispa (casi...) y mis brazos eran lastimeros, y sin embargo... ahí estaban mis piernas, anchas, rollizas y tan gordas como siempre o casi...

Por eso me propuse conseguirlo y empezar a trabajar específicamente en adelgazar las piernas. Ello conlleva algún tratamiento general, claro, pero tendremos que especializar muchos de ellos como ya hemos hecho en capítulos anteriores.

Bueno chicas, seguiremos en próximas capítulos dando consejos, como os dije basados en la propia experiencia que tan bien me ha resultado.

He sido autodidacta y me alegro de poder enseñaros todo lo que he podido aprender de mis fracasos y mis éxitos.

Adelgaza Tus Piernas			Laura Fernández

Dietas milagrosas y menos...

Ahora vamos a meternos un poco en profundidad con el tema de las dietas.

¿Alguna no ha hecho una dieta nunca?

Todas hemos caído en la esclavitud más o menos dolorosa, más o menos cruel de seguir una dieta.

Hay muchos tipos de dietas, desde luego, y de diferente carácter.

Se pueden clasificar de muchas maneras, pero yo las clasifico de la siguiente manera:

* Restrictivas

* Sustitutivas

* Milagrosas

* Rápidas

Si, ya se que podríamos hacer otras miles de divisiones, pero yo las englobo todas en estas cuatro.

- Dietas restrictivas.

Son las más duras de seguir, sin duda. Se basan en la eliminación total de todo aquello que ponga en su etiqueta la palabra caloría.

Al final casi todas las dietas tienen algo de restrictivo. Esta claro que ninguna dieta nos va a mandar atiborrarnos de bocadillos de chorizo, ¿verdad?

– Dietas sustitutivas.

Son aquellas en la que nos cambian una cosa por otra pero que al final son iguales que las restrictivas. La diferencia es la manera en que se anuncian. Frases del tipo: "comerás de todo…" son características de estas dietas. Y es verdad, comerás de todo, sí, de todo lo que no te gusta y no sabe a nada….

– Dietas milagrosas.

Muy difundidas. Son dietas del tipo: "come dos cucharadas de zumo de nuez del Nepal al día, y en una semana adelgazaras 20 kilos…”. Si, he exagerado un poco, pero ya me entendéis….

– Dietas rápidas.

Básicamente se parecen a las anteriores, pero su forma de venderse es distinta. Utilizan más la estrategia del tiempo, que del milagro, pero al final es lo mismo.

Bueno, hay muchas más claro, cremas milagrosas de las que ya hablamos, dietas científicas, dietas personales, dietas vegetarianas, etc., etc., etc.

Tengo que confesarlo…..LAS HE PROBADO TODAS O CASI TODAS….

¿Resultado? Ya os iré contando. Lo que más me llamaba la atención es que no encontré ninguna dieta que me dijera: “sigue comiendo igual”…

Parece lógico, pero fue lo que me llevo a estudiar porque la mayoría de las dietas fracasan. Es sencillo. No usan LA LOGICA.

Alguien les dice: “la fruta es buena y no tiene calorías….”. Pues ya está, no hay dieta que no incluya dos o tres piezas de fruta cada día del año.

Pero yo me he digo que eso son más de 1000 piezas de fruta al año....¿es eso sano 100%?

¿Recordáis lo del tabaco y la cantidad?

Esta claro que comiendo tanta cantidad de fruta al año, estamos apartando otros alimentos fundamentales de nuestra alimentación.

Es posible que adelgacemos...posible....pero ¿a que precio?

Se olvidan de la lógica y se olvidan de dos cosas fundamentales.

1- Cada cuerpo y cada persona es diferente.

2- Nuestro cuerpo es más sabio que ningún especialista en dietética.

Un ejemplo. Salimos a correr una hora. Lo hacemos muy intenso. Llegamos sudando, chorreando....¿Que nos pide el cuerpo? ¿Un plato de bacalao? ¿Una copita de ron?

Nooooo. El cuerpo nos pide agua, porque es lo que necesita urgentemente en ese momento.

Bien, pues la mayoría de las dietas están hechas desde la butaca de un despacho, y no desde las necesidades de nuestro cuerpo. Eso las lleva al fracaso a la larga, y al éxito rápido y comercial de las primeras semanas.

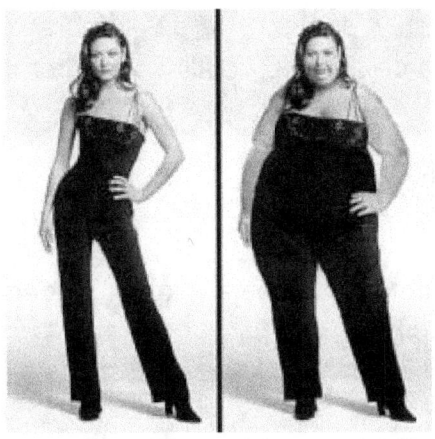

Adelgazar....¿¿¿como???

¿Pero que queremos? ¿Adelgazar para siempre o durante un mes?

¿Queremos tener unas piernas delgadas, atractivas, sin piel de naranja, sin celulitis para siempre o solo para este verano?

Ahí radica la dificultad de conseguir una dieta perfecta.

¿Y que podía hacer yo?

Odiaba mi cuerpo, en especial mis piernas. Mis piernas eran.....no se como decirlo, eran anchas, muy anchas, gordas, sobre todo en la parte baja de muslos, rodillas y pantorrillas...

Me veía horrible.

Hacía dietas y baja kilos. Luego subía kilos...bajaba....subía....

Le echaba la culpa a la dieta... probaba otra.....lo mismo...

Adelgazaba, pero de cintura, brazos, cara....

Mi culo, mis piernas y mis caderas seguían IGUAL...

Bueno, pues todo ello, me llevo a sentarme un día, pensar y utilizar la lógica.

Estudiar mis hábitos, mis alimentos, mis rutinas…

Empece a hacer pequeños cambios que mi cuerpo me pedía, con solo escucharle.

Fui probando y experimentando….

El resultado hoy es maravilloso, pero ha sido un largo camino. Muchas pruebas y mucha paciencia para ir viendo los resultados.

Hoy puedo decir que tengo mi propia dieta, la dieta que mi cuerpo me ha pedido. Una dieta en la que como lo que necesito, lo que mi organismo me pide. Una dieta en la que no falta ningún alimento, en la que no tengo que comerme miles de piezas de fruta, una dieta en la que mi casa no parezca una selva por la cantidad de verduras que nos mandan comer….una dieta MIA…SANA y EFECTIVA…

Os iré contando poco a poco como llegar a ello. Como conseguir lo que yo he conseguido…

Sobre el ejercicio...hacerlo bien...

Ahora vamos a tratar un tema muy importante para aquellas que os gusta y que tenéis tiempo para hacer ejercicio.

Se cometen muchos errores, siempre por desconocimiento sobre que es lo más adecuado para tener unas bonitas piernas.

En primer lugar vamos a separar y discernir entre dos tipos de ejercicios. Los que realizamos en gimnasio y los que realizamos al aire libre, más aeróbicos, como correr, etc.

El tema de los ejercicios de gimnasio lo abordaremos en otra ocasión con más calma, ya que he visto, y os lo puedo prometer, a mujeres hacer verdaderas barbaridades en los gimnasios, haciendo rutinas de ejercicios junto a hombres, cuando la morfología de estos es totalmente diferente a la nuestra.

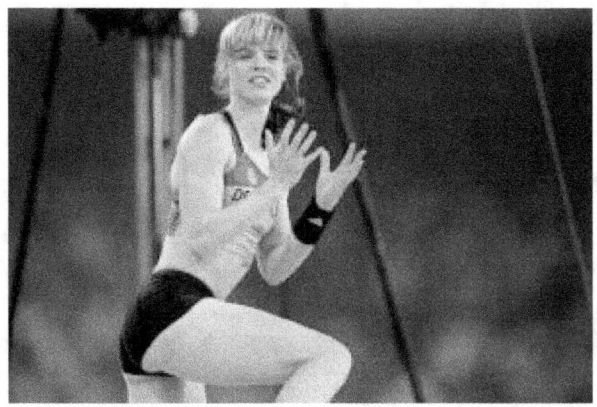

La alemana Silke...

No solo eso, sino, que todas sabemos que los hombres, buscan ganar masa muscular, tener unos muslos anchos y unas pantorrillas musculadas. Nosotras no buscamos eso, por lo tanto los ejercicios y rutinas que realizan los hombres, suelen ser perjudiciales para nosotras.

Pero centrémonos en el tema. El ejercicio al aire libre, o para que nos entendamos, el ejercicio más dinámico y menos estático que el del gimnasio.

Hay muchos ejercicios, o rutinas, pero yo voy a centrarme en dos. Correr y nadar. Es algo que todas podemos hacer, ¿verdad?

Hoy vamos a hablar de los beneficios que tiene

correr para nosotras y sobre todo para adelgazar nuestras piernas.

Como siempre os he dicho, no hay nada mejor que la experiencia para saber si una cosa resulta o no resulta.

Sólo tenemos que fijarnos en las piernas de las atletas más importantes del mundo, y las podemos ver en las olimpiadas o en los campeonatos del mundo, para darnos cuenta de como llevan al extremo máximo sus cuerpos y sus piernas según la modalidad que realicen.

Si nos fijamos en las velocistas, esas gacelas que vuelan en distancias corta, vemos que tienen unos muslos enormes, y sus pantorrillas, están también muy desarrolladas. No es lo que buscamos.

Estas mujeres necesitan explosividad y fuerza.

Nosotras no, desde luego.

Podemos observar también a las fondistas, el extremo opuesto. Estas tienen unas piernas extremadamente delgadas, sin apenas muslos, con unos músculos largos y finos, que a veces, y perdonar la exageración, tienden a la anorexia. Tampoco es nuestro objetivo. Eso sería como adelgazar sin comer, dejando piel sobre hueso en nuestro caso, para que me entendáis.

Debemos buscar para eso un punto intermedio. Y lo encontramos en las atletas de medio fondo y las saltadoras de pértiga por ejemplo.

¿Porque? Sencillo. Necesitan aunar fuerza con velocidad, por tanto sus piernas son una mezcla de las anteriormente citadas.

Fuertes, con músculo, pero sin exagerar, delgadas, pero sin llegar al extremo de las fondistas.

Un ejemplo: Yelena Isinbayeba. Esta famosa atleta rusa tiene unas piernas mucho más cerca de lo que buscamos.

Podéis verla en las fotos.

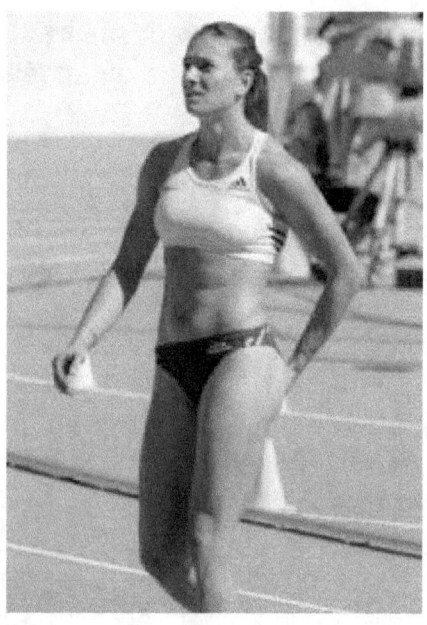

Yelena Isinbayeba...

Entonces parece claro, que debemos centrarnos en un equilibrio entre fuerza-potencia y elasticidad-resistencia.

No os asustéis, que no vamos a prepararnos para las próximas olimpiadas, pero si podemos aprender de los resultados de quien si lo hace, para saber como debemos hacer ejercicio, como debemos correr.

Conozco algunas amigas, que salen a correr cada mañana. Nada más salir empiezan a correr a "toda pastilla", sufriendo, pasándolo mal, sudando demasiado, y en definitiva realizando un ejercicio que lo que provoca es un desgaste instantáneo en nuestro organismo que necesitará reponer todo eso perdido de forma inmediata. ¿Que sucede? Que llegan a casa, destrozadas, con un hambre terrible y una sed brutal. En ese momento, comen sin fondo, porque el cuerpo lo pide y sobre todo beben mucho para recuperar el líquido consumido.

¿Es bueno para nuestras piernas?

Definitivamente no. Es bueno para nuestro corazón, para nuestro riego sanguíneo, etc., pero no para nuestras piernas.

Por eso, nunca hagáis lo que he comentado si lo que buscáis son unas piernas bonitas.

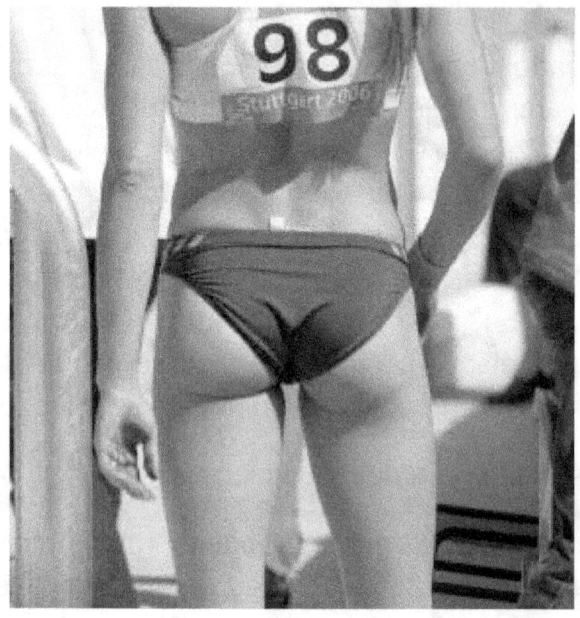

Otra foto de Yelena

De esta manera, indagando e investigando, empecé a estudiar las rutinas de entrenamiento de las atletas de salto con pértiga, para mi, las que tienen las piernas más bonitas del mundo del atletismo.

Lógicamente mi objetivo no es batir el récord mundial de salto con pértiga.

Pero si me ha servido para ver como entrenan, que ejercicio hacen, como corren y sobre todo y muy importante, que cosas no hacen.

Y os aseguro que una pertiguista no se tira horas corriendo y sudando a lo "bestia".

Pues bien amigas, de esta manera llegué a descubrir, que las que somos amigas de hacer ejercicio, no tenemos que matarnos haciendo barbaridades y sufriendo, para llegar a tener unas piernas de ensueño.

He recopilado los ejercicios y la forma de correr y entrenar de estas atractivas mujeres.

No tenéis que salir a las 7 de la mañana de casa a correr por vuestra ciudad y llegar agotadas y sudorosas para poder tener las piernas que queremos.

Básicamente la carrera que realizan en una carrera lenta, suave, en terreno blando, combinado con ejercicio cortos y específicos. Será divertido y haréis ejercicio de forma suave y amena.

Para las que os gusta hacer ejercicio será un placer con grandes resultados.

Las que odiáis hacer deporte o no tenéis tiempo ya sabéis sobre todo lo que no hay que hacer y a lo mejor os animáis a empezar a hacer ejercicio.

Nuevos trucos para adelgazar las piernas...

Vamos ahora a volver sobre esos pequeños trucos y ejercicios que podemos hacer para que nuestras piernas adelgacen, se tonifiquen estilicen, sin tener que hacer grandes esfuerzos.

Las que habéis llegado hasta aquí, recordaréis los ejercicios sobre los que tratamos que podían ayudar a nuestras piernas, sin tener que realizar cambios en nuestra rutina diaria.

Hablamos sobre como subir escaleras, caminar dentro de casa, algún sencillo ejercicio cuando vemos la tele, etc.

Todos estos ejercicios los podemos hacer, repito sin que nuestra rutina cambie o que se altere nuestro quehacer diario.

Ahora como digo vamos a seguir en esa línea, tal y como os hicimos anteriormente.

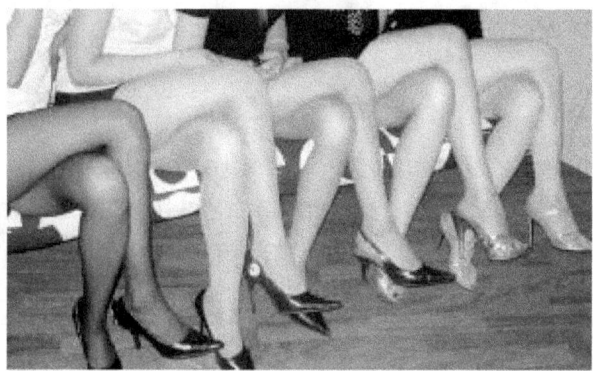

Preciosas....

Vamos a tratar en este capítulo lo que yo llamo gimnasia estática. No es algo nuevo, desde luego, ni mucho menos, pero si algo bastante desconocido y que se aplica mucho menos de lo que deberíamos.

¿Y qué es la gimnasia estática?

Pues muy sencillo, es aquella que se realiza sin tener que moverse o desplazarse. Es aquella que podemos hacer sentadas en nuestro sofá favorito o tumbadas en la cama mientras vemos nuestro programa favorito.

Y claro, nos preguntamos: ¿eso es gimnasia? Pues si, amigas mías, lo es y además muy efectiva.

Vamos a ello.

Hablaremos de esta técnica, para adquirir una rutina más de las que vamos preparando en este blog, que nos ayudará a adelgazar las piernas de una manera que jamás habíamos pensado.

De sobras es sabido, que el ejercicio ayuda a mejorar nuestra salud, adelgazar y encontrarnos mejor físicamente, ¿verdad?

Sí, así es, pero siempre que hablamos de ejercicio, nos imaginamos a nosotras mismas corriendo sudorosas por las calles de nuestra ciudad, o "matándonos" en un gimnasio, para eliminar esos centímetros de nuestras "gordas" piernas, ¿verdad?

Bueno, pues no tiene porque ser así. Podemos ejercitar los músculos de nuestras piernas, de una forma efectiva sin tener que llegar a esos extremos. Con la gimnasia estática…

Empecemos.

Supongamos que cada día por la noche, nos sentamos a ver nuestra serie de televisión favorita…Y digo esto porque al igual que con todas las rutinas anteriores que ya hemos tratado, debemos buscar un momento del día específico, algo que repitamos fácilmente, y que no suponga cambiar nuestro hábito de vida diario.

Bueno, en principio sirve cualquier hora del día, y cualquier sitio, pero debe de ser algo que hagamos rutinariamente, y si es diariamente mejor que mejor.

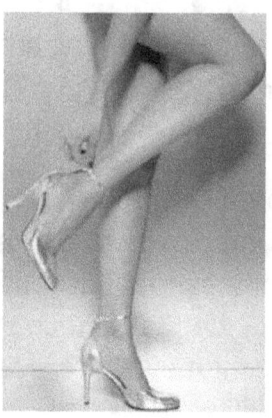

Piernas estilizadas...

Otro momento ideal podría ser cuando nos sentamos ante nuestro ordenador o computadora, para entrar en las redes sociales, escribir o leer emails, etc.

Bueno, pues una vez que hemos situado el lugar y el momento, pasemos a hacer gimnasia estática. ¿Como se hace? Muy sencillo.

Consiste en ejercitar los músculos de una parte de nuestro cuerpo simplemente apretándolos durante unos segundos. Simplemente eso.

Parece una estupidez, pero el esfuerzo que vamos a hacer, si lo hacemos con orden y periódicamente tiene unos efectos sorprendentes.

Vamos a hacer una prueba.

Sentémonos en una silla. Bien. Ahora apretemos los glúteos con fuerza y mantengámoslos así durante un minuto...

Al parar, nos daremos cuenta que hemos realizado un gran esfuerzo, y notaremos el efecto de lo que acabamos de hacer, ¿verdad?

Bueno, pues ahora ir probando con apretar durante unos segundos, los músculos de diferentes partes de nuestra piernas o incluso de todo nuestro cuerpo.

Veis que fácil es poder apretar los músculos de nuestros muslos, pantorrillas, glúteos, etc., pudiendo tratar y ejercitar cada parte por separado.

Bueno amigas, pues esto es la gimnasia estática. Tiene un gran efecto sobre nuestro cuerpo aunque a simple vista no lo parezca. Ahora toca poner orden a estos ejercicios.

Vamos a centrarnos en 4 ejercicios diferentes.

Glúteos, muslos, pantorrillas y por último todos juntos a la vez.

Hay muchos estudios en deportes como el culturismo o el atletismo, sobre como realizar series de repetición que resulten efectivas, cuantas repeticiones son necesarias, cuanto tiempo para realizarlas y cuanto para descansar.

Bueno yo he aplicado mis propias técnicas al respecto y me han dado muy buenos resultados. Ahí van…

Dedicaremos un día a glúteos y muslos y otro a pantorrillas y general.

El porqué es debido a que las pantorrillas ya las hemos tratado más en otras rutinas, por eso las mezclaremos con el ejercicio general, dando más exclusividad a muslos y glúteos.

Bien, estamos sentadas como dijimos, ante el televisor y empezamos.

Primer día, glúteos y muslos.

Apretamos nuestros glúteos durante unos cinco segundos y relajamos…otros cinco segundos y relajamos…Así hasta 15 veces.

Después repetimos con los músculos de los muslos. Otras 15 repeticiones de 5 segundos…

Una vez terminada esta serie, descansamos unos minutos y repetimos.

Debemos hacer 4 series, de manera que al final habremos realizado 60 movimientos de nuestros muslos y glúteos.

En tiempo nos supone apenas unos minutos. Por supuesto que podemos hacerlo durante más tiempo, pero con eso en principio es suficiente.

Al día siguiente hacemos lo mismo, pero con las pantorrillas y con el general, donde apretamos todas las partes a la vez. Repetimos las series y las repeticiones de cada serie.

Así iremos alternando de lunes a sábado,

dejando el domingo sin hacer nada para que nuestros músculos descansen y recuperen.

Esto último es fundamental. Igual que trabajamos, hay que descansar y recuperar.

¿Alguna se atreve a calcular las repeticiones que haremos al cabo de por ejemplo 3 meses?

Veréis, que con este pequeñísimo esfuerzo diario, unido a los que ya hemos tratado en otras ocasiones, estaremos haciendo un ejercicio eficaz, dirigido, específico y sobre todo sencillo de realizar.

Animaros y ser constantes. Cuando os venga la desgana y el cansancio, pensar en los beneficios que tendréis al cabo de unos meses.

Pensar en lo que os envidiarán las mujeres y como os mirarán los hombres.

Y sobre todo pensar en como os sentiréis con vosotras mismas.

Más guapas, más bonitas, más elegantes y más plenas y a gusto con vuestro cuerpo.

Bebidas para adelgazar las piernas

Anteriormente tratamos el tema de la bebida un poco a modo de iniciación.

Vamos a hacer un resumen de las principales bebidas y como afectan todas ellas a nuestro objetivo de adelgazar en general y adelgazar las piernas en particular.

Y señalo esto porque cuando hablamos de adelgazar en general tenemos que pensar que no es lo mismo, que adelgazar una parte específica, como es este caso, las piernas. Bueno, empecemos...

Voy a hablaros hoy de varias bebidas. En realidad de casi todas las que consumimos normalmente.

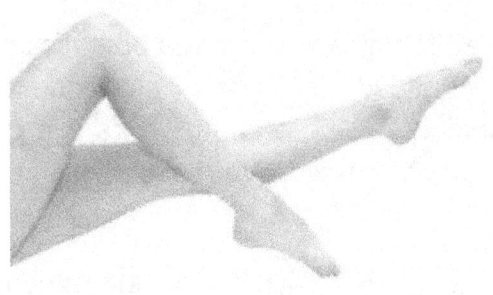

Agua para nuestra piernas....

En primer lugar, que quede claro que ninguna bebida en sí es maligna, siempre que no la tomemos en grandes cantidades, y asimismo ninguna bebida nos hará adelgazar aunque la bebamos en cantidades industriales.

La primera bebida que tratamos hoy son los refrescos. Todas lo sabemos...no son buenos.

Tienen cantidad de elementos que no son precisamente lo que más nos va a ayudar a la hora de adelgazar. Así, que los refresco típicos que todas tenemos en mente debemos apartarlos lo más posible de nuestra rutina. Por supuesto que no pasa nada si nos tomamos un refresco el fin de semana con las amigas.

Pero eso si, y con esto se que voy a sorprenderos. Nada de bebidas light. En serio.

En realidad la única ventaja que obtendremos es su baja cantidad de azúcar, algo que no es imprescindible, siempre como ya os dije que no bebemos litros y litros de refresco al día.

Las bebidas bajas en azúcar o Cero azúcar, son

más perjudiciales para nuestro objetivo que las normales. No tienen azúcar, pero si aditamentos, y elementos, mucho más perjudiciales. No sólo para nuestra salud, sobre lo cual hay numerosos estudios y experimentos, que incluso hablan de propiedades cancerígenas, sino que tienen una cualidad que es nuestra enemiga mortal... causan apetito. Si, amigas, es cierto.

Hay estudios que lo demuestran. Entonces, de poco vale tomarme una cola light, que no lleva azúcar, si esta misma bebida va a incitarme a comerme un buen bocadillo de calamares fritos....
Ya sabéis, refrescos poco, y mejor que no sean light, los normales de toda la vida...

Hablamos ahora de los zumos. Por supuesto que son buenos para nuestra salud, sobre todo en el desayuno, pero.....NATURALES...

A ver, si nos tomamos un zumo de esos envasados, que nos aseguran que llevan x naranjas exprimidas por ejemplo... ¿que narices es el resto del líquido que ingerimos?

Podéis imaginar...química y más química.

Durante 15 días estuve tomando un vaso de

zumo en tetrabrik de una marca conocida, para desayunar y para merendar.

Los resultados al cabo de 15 días fueron, un ligero aumento de peso y lo que es peor, un aumento en el perímetro de mis piernas...

¿Porque? Es fácil, solo tenéis que leer el contenido de estas bebidas y lo entenderéis.

Así que si vamos a tomarnos un zumo (sólo por las mañanas) que sea natural, por favor...sea de la fruta que sea.

Y si vivís en el campo o podéis conseguirlo, que sea de frutos de campo y no de supermercado...Algún día os lo explicare el porqué...

Voy a pasar rápido por dos bebidas que no ofrecen dudas. El alcohol y las bebidas energéticas. Ambas...NO. La primera no hace falta que me extienda mucho ¿verdad? En el anterior capítulo ya hablamos del alcohol y de sus efectos.

En cuanto a las bebidas energéticas, son otro de nuestros grandes enemigos y más si hablamos de nuestras piernas.

Estás bebidas están diseñadas para reponer una serie de nutrientes y elementos que perdemos cuando realizamos esfuerzos muy, muy, muy grandes. Vamos, que por salir corriendo a buscar al crío al colegio y llegar con la lengua fuera, no tenemos que tomarnos una botella de estás. Tienen azúcares y compuestos comprimidos energéticos, que no nos vienen nada bien.

Si alguna vez, hacemos algún ejercicio extra, que nos canse y nos agote, y para recuperar y protegernos de las temidas "agujetas", mi consejo es un vasito de agua con una cucharada de azúcar bien disuelta, justo después de haber hecho el esfuerzo. Nuestro organismo lo usará para reponer lo que ha gastado y no nos causará ningún problema.

Pero por favor, tomar bebidas energéticas a diario, para tener vitalidad o energía es un error.

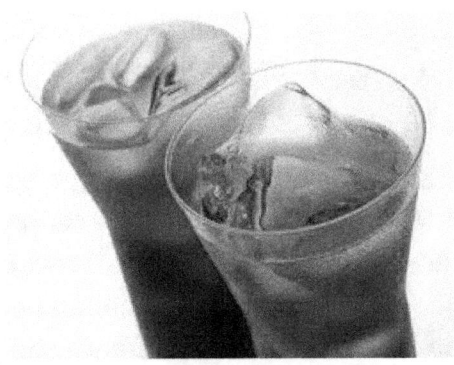

Los refrescos....no aconsejables

Otra bebida que os voy a mencionar, un poco por encima sólo, son las infusiones...

En general, y digo en general pueden ser aliadas nuestras. Muchas son diuréticas, pero esto es algo que tendremos que tratar con cuidado. En general, ya os digo, un té, una manzanilla, etc. no son nuestros enemigos. Mi predilección, porque me encanta y porque es maravilloso para nuestro cuerpo es el té.

Sobre el té, existen distintos tipos y sus propiedades son múltiples, y pueden ayudarnos mucho en nuestro propósito de adelgazar, en especial adelgazar las extremidades...

La leche. Bueno, seguro que todas sabéis las propiedades de la leche.

¿Es buena? Para la salud sí...con matices.

También hablaremos de ella más adelante. Lo cierto es que un café con leche, o mejor dicho, leche con un poquito de café a la mañana, no va a ser nuestro enemigo. Eso sí, desnatada... No es que la leche entera sea mala o nos vaya a perjudicar sobremanera en contra de lo que podáis pensar. Daros cuenta que la leche entera que nos envasan hoy, poco o nada tiene que ver con la leche "entera de verdad" que tomaban nuestras abuelas. Pero aún así, mejor tomamos la desnatada.

Y para acabar, nuestra mejor amiga…EL AGUA.

Sí y por muchos motivos…Para adelgazar, por salud, por nuestros riñones, por nuestro estómago, por nuestro tracto intestinal, para tener energía, etc. etc.

Cuando hacemos un esfuerzo, basta con beber agua. Es la mejor manera de recuperar nuestras pérdidas. En casos extremos como os dije, con una cucharadita de azúcar…

Y sobre todo, porque amigas mías…somos agua en nuestra mayor parte, y agua tenemos que beber para mantener nuestro equilibrio corporal.

Además y con esto voy a terminar mi post de hoy…el agua es lo que nos pide nuestro propio organismo cuando necesita líquidos…. ¿No me creéis? Os propongo un reto para acabar…

Cuando tengáis sed, aguantar las ganas todo lo que podáis. Llegará un momento en que tendréis unas ganas tremendas de beber.

Aguantar un poco más, todo lo que podáis y comprobaréis una cosa.

Os daréis cuenta que durante los primeros momentos de sed, os apetecerá un refresco o un buen vaso de vuestra bebida favorita, pero iréis comprobando que a medida que vuestras ganas de beber aumentan, y cuanto más grandes sean estas.....empezarán a entraros ganas de beber...AGUA...

Sí, probarlo, veréis como no os miento. El AGUA es salud, y es nuestra mejor amiga, aunque también hay distintas aguas que tenemos a nuestro alcance en cualquier supermercado. Bueno amigas, a beber AGUA, que nuestras piernas nos lo agradecerán.

Adelgazar los muslos interiormente

Muchas amigas me han preguntado como rebajar la grasa de la parte interna de los muslos, la zona de los aductores o como le llamamos vulgarmente la entrepierna.

Bueno, existen infinidad de ejercicios que podemos hacer para fortalecer esa zona. Yo voy a enseñaros algunos hoy. Recordar que siempre intentamos buscar la manera de adelgazar y también tonificar y fortalecer las piernas.

Si ya es difícil trabajar como lo estamos haciendo, una sola parte del cuerpo, aún lo es más si buscamos hacerlo en una parte concreta de esa zona. Pero vamos a hacerlo.

En primer lugar, aquellas que hacéis ejercicio a diario, no tendréis este problema y seguro que las que trabajáis en gimnasio a menudo lo más probable es que os suceda lo contrario, que musculéis en demasía esa zona.

Vamos a tratar, como poder fortalecer la zona, pero recordar que una cosa es fortalecer y otra adelgazar.

Para adelgazar sin más la zona ya hemos ido hablando, y lo haremos más adelante, seguiremos rutinas alimenticias, ejercicios, masajes y cremas activadoras.

En esos 4 pilares nos centraremos. Pero no sirve solo con adelgazar, hay que tonificar, fortalecer los músculos sin llegar a desarrollarlos demasiado.

Todo está en llegar a un equilibrio.

Las que tengáis demasiada flacidez, tenéis que usar una crema para la circulación. Las que usan los deportistas suelen ser muy buenas.

Aplicar generosamente y por favor: "No la extendáis en circulo". Esto es muy importante y uno de los errores más comunes. Parece una tontería pero no lo es. Siempre de abajo a arriba y de arriba a abajo. Así sirve de masaje a la vez. Y hacerlo con toda la mano, apretando la zona, como si quisiéramos empujar la grasa hacia abajo y hacia arriba. Así activaremos la zona.

Vamos a los ejercicios.

Empezaremos con ejercicios que podemos hacer tumbadas en la cama o en el sofá.

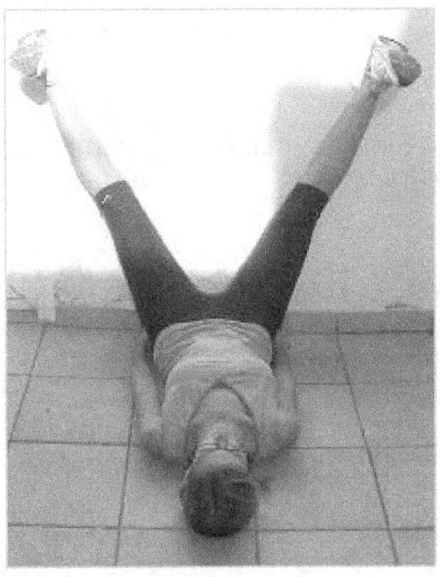

Ejercicio para parte interna de los muslos

- Levantamos las piernas hasta formar un ángulo de 90 grados y a partir de ahí vamos separando las piernas abriéndolas poco a poco todo lo que podamos.

Hacemos 3 series de 10 repeticiones. Este ejercicio es muy completo porque ayuda a tonificar más parte del cuerpo como los abdominales.

Según vayamos progresando podremos ampliar a 5 o 7 series, pero siempre de 10 a 15 repeticiones por serie y descansando un par de minutos entre cada serie. Recordar que es muy importante este pequeño descanso para recuperar.

- La tijera. Este es un ejercicio específico para los aductores.

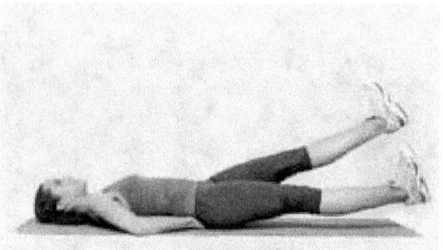

Tijera para la parte interna de los muslos

Cuando la hagáis notaréis como los aductores se aprietan. Es difícil y cansado pero con el tiempo es el que más nos ayudará con esta zona específica.

Hacemos las mismas series y repeticiones por serie. Esto es muy importante. Siempre tenemos que hacer ejercicio que nuestro cuerpo pueda "digerir" para que haga su efecto.

 Si queremos hacer demasiado, nuestro cuerpo entra en déficit de energía y puede provocar un efecto adverso.

- Ahora un ejercicio que podemos hacer cuando estemos sentadas.

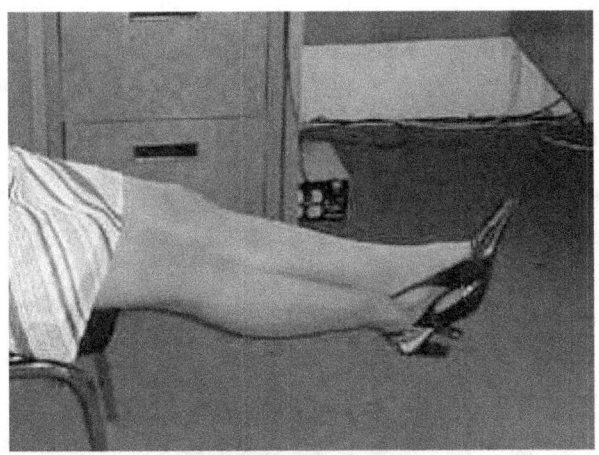

Otro ejercicio sentadas.

Y aquí repetimos la tijera. Si, parece el mismo ejercicio, pero al estar sentadas, y nuestra espalda recta, el esfuerzo que tenemos que hacer es mucho mayor en las piernas, que cuando lo hacemos tumbadas.

No hay manera de repartir los esfuerzos y por ello toda la energía de tracción se centra en los muslos, que son los únicos que trabajan, con sólo un poco de ayuda de los glúteos.

Es para mí, de largo el mejor de los ejercicios, que además se adapta a la filosofía de nuestro libro, que es llegar a los objetivos sin tener que perder horas en un gimnasio.

Podéis hacerlo en cualquier momento en casa mientras estáis sentadas.

Respetar la rutina de series y repeticiones.

- Por último para aquellas más deportistas. La polea.

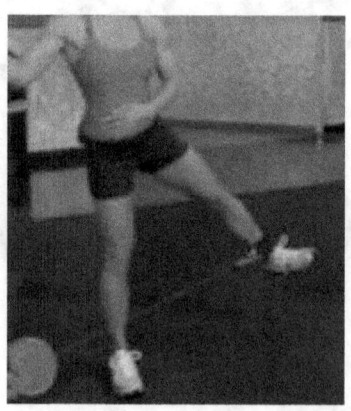

La polea

En la foto podéis ver como se hace. De pie, atamos la pierna a la polea y levantamos haciendo con ello una gran fuerza. Pero esto no va con nuestra filosofía, ¿verdad, chicas?

Pues podemos adaptarlo a nuestra manera más tranquila de trabajar. Bien, nos ponemos de pie. Podemos poner una silla al lado para apoyarnos con una mano.

Entonces lo que hacemos es levantar la pierna más cercana a la silla, es decir la contraria que en la foto, pero levantándola hacia el mismo lado. En realidad es como si hiciéramos una tijera pero de pie. Este ejercicio es fantástico para la parte que queremos tratar.

Bueno, es importante que hagáis cada ejercicio bien. Es decir si veis que 10 repeticiones son muchas y que las últimas las hacéis mal porque os faltan fuerzas, es preferible hacer menos pero bien hechas.

Respetar un par de minutos entre cada serie, y tener siempre una botella de agua a mano y beber unos sorbitos entre cada serie de repeticiones.

Y para acabar un truco casero. Este ejercicio es más uno de los trucos que siempre hacemos en nuestro libro.

Si estáis sentadas, no crucéis las piernas. Ponerlas juntas, pegar los talones y hacer fuerza de un talón contra otro. Empujar fuerte, todo lo que podáis. Os daréis cuenta que la parte interna de vuestros muslos están haciendo un esfuerzo.

Es uno de los ejercicios que os quería mostrar

más adelante como una de nuestras rutinas "caseras".

Espero haberos ayudado con esto.

Y sobre todo, ya sabéis amigas mías. Paciencia, calma y sin prisas.

Los resultados son a largo plazo. No veremos nada hasta pasados dos o tres meses, pero a partir de ahí, todo es como un milagro...y los resultados llegan.

Masajes para adelgazar las piernas

Pues vamos a tratar un tema bastante interesante y sobre todo muy recurrente. El tema de los masajes.

Ante todo, y como punto de partida, deciros que si nos vamos a plantear el tema de los masajes como partida para adelgazar nuestras piernas, olvidaros, chica.

Los masajes nos van a proporcionar muchas cosas, algunas de ellas fundamentales, pero no esperéis que haciéndonos masajes vamos a adelgazar nuestras piernas.

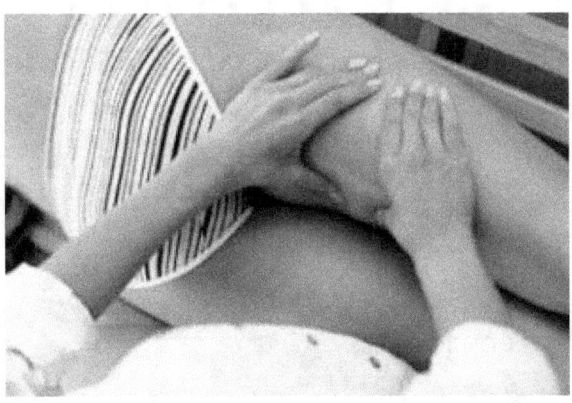

Masajes para nuestras piernas

El primer consejo que os puedo dar, es que en tema de masajes debemos acudir a expertos en la materia y cuando digo expertos no estoy hablando de salones de belleza.

Me explico. En un salón de belleza pueden darnos un buen masaje relajante, estimulante y hasta terapéutico, pero jamás ningún masaje que nos haga adelgazar, como ya os he dicho.

Por eso, debemos tener bien claro donde vamos y que vamos a conseguir.

Un masaje relajante, o estimulante, nos vendrá genial. Hasta puede que nos ayude con la tersura de nuestra piel, y si las cremas que nos pongan son de calidad, pueden ayudarnos con la firmeza de nuestras piernas. Si, eso podemos lograrlo, acudiendo cada cierto tiempo a un salón donde nos hagan este tipo de masajes. Eso si, son efectos momentáneos y transitorios.

Por propia experiencia…los masajes no eliminan grasa. Tenerlo claro.

Ahora bien, si acudimos a profesionales del deporte, gente acostumbrada a tratar las piernas de deportistas, los beneficios pueden ser mucho mayores. Estos profesionales son expertos en recuperación y tonificación muscular y mejora de la circulación.

Pues bien, ese es mi consejo. Fisioterapeutas especialistas nos harán mucho más beneficio en nuestras piernas que en cualquier salón de belleza.

Eso si, siempre que busquemos lo que estamos hablando. Mejora de la circulación, y tonificación muscular.

Ya se que habéis visto miles de anuncios en la prensa y en todos los medios sobre salones de belleza que nos dejaran delgadísimas en varias sesiones. En fin, si los hay, yo no los conozco y he estado en bastantes.

Esto no significa que no podamos ir y recibir un relajante masaje en un salón de belleza. Ningún mal nos hará y saldremos relajadas y descansadas. Pero no esperéis la terapia que queremos encontrar.

Estos profesionales usan además productos específicos que no suelen usar en los salones de belleza.

El inconveniente es que suelen ser más caros. Y claro, no les digamos "quiero un masaje para adelgazar..." porque como poco se reirán.

Debemos solicitar un masaje para reactivar nuestra circulación y tonificar nuestras piernas.

Yo acudo regularmente a un gran especialista de mi ciudad y las ventajas y resultados son maravillosos.

No busco adelgazar mis muslos ni mis pantorrillas, pero si consigo que estén mucho más tersos, más suaves y en general con una sensación de relax increíble.

Bueno, es mi experiencia, y es lo que yo hago y me da resultado.

Otra cosa. Se que son caros. Por eso, y de forma un poco casera, podemos nosotras mismas darnos esos masajes en nuestra casa. Solo dos consideraciones. Usar cremas para reactivar la circulación, dar abundantemente y masajear de arriba a abajo siempre, extendiendo la crema hasta que desaparezca y repetir al menos tres veces.

No notaréis cambios inmediatos, pero tras unas semanas de usarlo veréis que nuestras piernas van cambiando y consiguiendo una tersura y firmeza que antes no teníamos.

Y si tenemos alguien que nos pueda ayudar mejor aún, más relajación extra obtendremos.

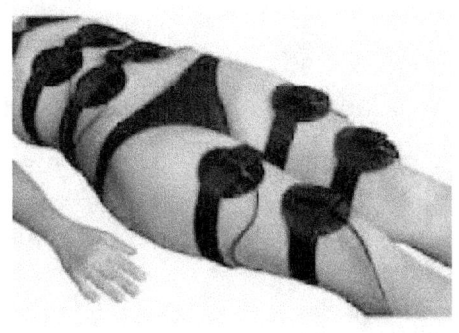

Pequeñas descargas...

Y no puedo terminar sin hablar de los famosos masajes "eléctricos". Si, ya sabéis. Esos parches que nos ponemos y que nos dan pequeñas descargas eléctricas.

Bueno, pues siempre que no pongamos una intensidad demasiado fuerte, no es perjudicial para nuestro objetivo. Con ello podemos lograr activar la corriente sanguínea y la circulación, pero no pongamos demasiada tensión porque obtendremos efectos negativos. Entre ellos cansancio muscular, desarrollo de los propios músculos y efecto deficitario. Para aclararnos, los músculos deben trabajar "realmente" no ficticiamente. Por eso, si usáis estos aparatos, que sea con el único objetivo de activar la circulación y para ello hacerlo con intensidad baja.

Bueno amigas, nada más por ahora. Espero haberos ayudado algo sobre el tan traído y llevado tema de los masajes.

Eliminar las cartucheras de nuestras piernas

Ahora vamos a hacer una introducción sobre las tan temidas cartucheras, esas desagradables masas de grasa que nos aparecen en los laterales de nuestras piernas.

Ya os lo he dicho más veces. No hay milagros, pero si podemos ir poco a poco torneando nuestra figura y en especial nuestras piernas.

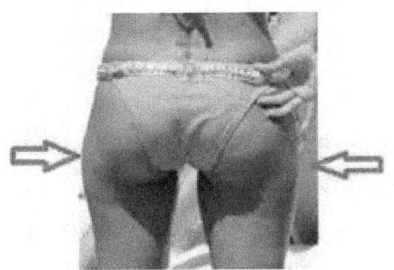

Malditas cartucheras...

Adelgazar en sí, no es tan difícil como parece. Una buena dieta, o mejor dicho una manera distinta de comer como ya veremos, y algo de ejercicio por poco que sea, nos hará perder peso.

Pero eso no nos garantiza que las masas de grasa en determinadas zonas desaparezcan.

Y es mucho más antiestético estar muy delgadas y tener cartucheras, porque se notan muchísimo más que a las que están gorditas.

Por eso es fundamental rebajar esa zona, que por otra parte sabemos disimular muy bien con ropa encima, pero cuando llega el verano y tenemos que enseñar nuestras piernas, no hay manera de disimularlo.

Vamos a centrar lo que tenemos que hacer en 3 pasos.

El primero de ellos es el ejercicio específico. Más adelante iremos viendo muchos ejercicios que nos ayudarán con el objetivo, pero hoy sólo voy a enseñaros dos y que además son muy sencillos de realizar.

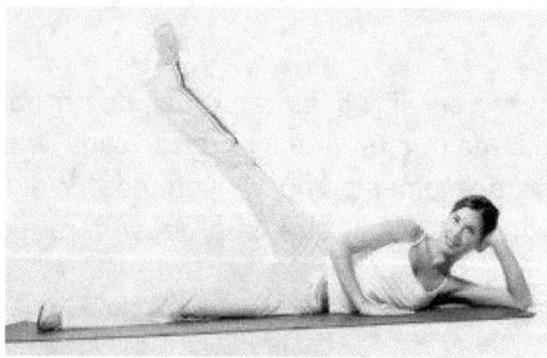

Ejercicio típico

El ejercicio típico que encontraras en cualquier página web:

Échate de lado en el suelo y levanta la pierna hacia arriba. Si colocas algo de peso en ella mejor.

Pero este da muy buenos resultados y es un ejercicio muy sencillo y que podemos hacer en cualquier momento. Solo necesitamos una silla alta para que las piernas nos queden colgando.

Sólo tenemos que dejar la pierna totalmente quieta y levanta el empeine.

Al hacer el movimiento hacia arriba del empeine podréis notar como se endurece la parte de las cartucheras.

Bien, estos ejercicios, debemos mecanizarlos. De la misma manera que en entradas anteriores hemos "memorizado" y "mecanizado" movimientos como bajar y subir escaleras, rutinas en casa fáciles de seguir, hoy vamos a hacer lo mismo.

Debemos buscar un sitio y un momento para realizarlo cada día.

Pongamos un ejemplo. Supongamos que cada mañana nos tomamos un café en la cafetería.

En vez de sentarnos en una silla baja, lo haremos en los taburetes de la barra. Son altos y nuestras piernas quedarán colgando, por lo que podremos hacer el segundo de los ejercicios que hemos mencionado.

Los primeros días necesitaremos concentrarnos en ello, pero cuando se convierta en rutina, lo haremos sin el menor esfuerzo como algo natural. Pensar cuantos días al cabo del año vamos a realizar el ejercicio y aunque solo lo hagamos durante 10 minutos, al cabo de un año, son muchas horas de ejercicio específico que habremos hecho, sin haber dedicado un tiempo extra para ello.

Sólo dentro de nuestra rutina diaria. Cada una debe buscar su momento y su sitio. El segundo aspecto tiene que ver con las cremas. Y además va unido al tercer punto que es el masaje.

Combinaremos ambos procesos.

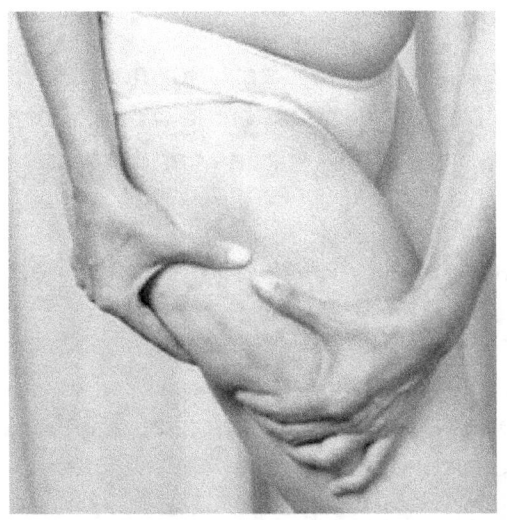

Cartucheras...

Para ello debemos utilizar una crema estimuladora de la circulación. Ya os he comentado otras veces, que las cremas hidratantes están muy bien para eso, para hidratar, pero ese beneficio es externo, solo nuestra piel se beneficiará de ello.

Hay cremas en el mercado usadas por los deportistas, que estimulan la circulación de una forma muy eficaz. Ya sabéis que no hablo de marcas de momento, pero en cualquier farmacia las podéis encontrar.

Recordar, son cremas específicas para la circulación.

Estas cremas suelen ser muy fuertes, por eso solo debemos usarlas en la zona a tratar, en este caso nuestras odiadas cartucheras.

Además debéis dejar algún día de descanso para que la piel descanse.

Hay que echar la crema abundantemente y masajear con fuerza.

Hay dos movimientos básicos. Uno en modo de pinza abriendo y cerrando la mano, pero sin dejar de apretar con firmeza. Y el segundo un movimiento hacia abajo y hacia arriba. El movimiento hacia abajo debe ser más firme y fuerte que el ascendente.

Un buen momento es la noche antes de acostarnos. Nos sentamos al borde de la cama y lo podemos hacer sin esfuerzo y en tan solo 10 minutos.

Repito, no esperéis milagros. Este es un proceso a largo plazo. Si no tenéis paciencia y sois constantes no tendréis resultados. Plantearos el objetivo de aquí al verano.

Poneros esa meta.

Grabar en vuestra mente el verano del próximo año, y motivaros pensando lo preciosas que van a estar vuestras piernas. Veréis como os ayuda. Hay que ser positivas. Bueno amigas. Más adelante veremos más ejercicios, más rutinas y más trucos para esa zona específica, pero de momento para empezar con ganas seguir estos consejos. Ya sabéis que siempre os hablo por propia experiencia.

Adelgazar las piernas...pantorrillas...

Ahora vamos a tratar un tema delicado. Las pantorrillas.

Y digo delicado, porque es difícil ponerse de acuerdo con el tema de que son unas pantorrillas bonitas.

Para algunas, simplemente delgadas, para otras, deben tener un poco de músculo definido, y para otras tienen que ser redonditas...

¿Que opino yo?

Pues la verdad, creo que es una de las partes más importantes de la belleza femenina, una parte que todos y todas nos miran, porque delata mucho de como es el resto de nuestro cuerpo.

Cuando vemos una chica con unas pantorrillas musculadas y finas, deducimos que tiene un cuerpazo fibroso y curvilíneo, ¿verdad? Sin embargo si vemos unas pantorrillas redonditas, automáticamente pensamos que esa chica tiene algún kilo demás y las carnes más bien fofas, ¿verdad?

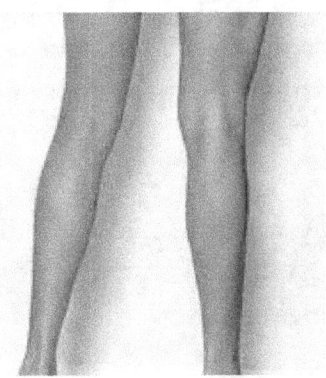

Pantorrillas...

Bueno, esta regla no se cumple siempre amigas. En esta parte del cuerpo influyen muchas cosas.

Por ejemplo, influye mucho la vida que llevemos, que sea más o menos activa.

Hay chicas gorditas con unas pantorrillas preciosas porque caminan mucho y se pasan el día en movimiento y también a la inversa.

Por eso, y precisamente ahí, tenemos una de las pistas más claras sobre que debemos hacer para tener unas pantorrillas perfectas.

Ahora bien, yo no soy partidaria de demasiada musculación pero si un poco.

En los anteriores capítulos, hemos hablado de muchas rutinas para fortalecer, adelgazar y estilizar nuestras piernas, ¿recordáis?

Como subir y bajar escaleras, rutinas en casa, etc.

Todas ellas nos estilizarán y muscularán las pantorrillas, o sea que seguirlas y hacerlas a diario. Notaréis cambios muy importantes.

Y una cosa muy importante donde me voy a detener ahora.

Los tacones. Si amigas, aunque parezca una tontería, el uso de tacones influye mucho en nuestras pantorrillas.

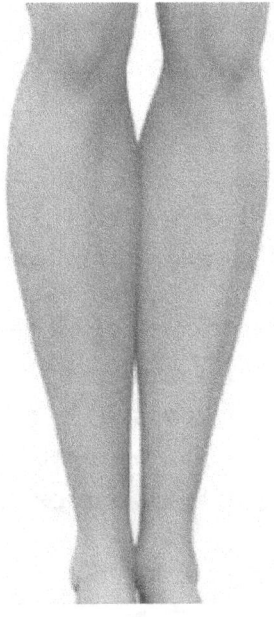

Pantorrillas estilizadas

¿Es adecuado? Bueno, para lo que nos ocupa ahora sí. ¿Que tiene alguna contraindicación para por ejemplo nuestra espalda? También...

Pero en nosotras está el actuar con inteligencia.

Vamos a usar tacones por la calle. ARRIBA los tacones, pero ojo. A partir de 7 u 8 centímetros, nos van a perjudicar, porque exigen una fuerza especial de la parte superior de los gemelos de nuestras piernas y esto si puede afear el resultado.

Lo ideal, tacones entre 5 y 7 centímetros, 8 a lo sumo.

Cuanto menos usemos los tacones ahora, más notaremos los cambios al empezar a usarlos.

Se que muchas no los usáis por vergüenza de vuestras pantorrillas. No pasa nada. De momento, hasta que os veáis guapas, podéis usarlos con pantalones largos, así no se nota tanto.

Recordar que hemos visto muchos ejercicios para estilizar las piernas. Ir aplicándolos todos por favor…

Un último aspecto para nuestras pantorrillas…masajes.

Cuando hagáis masajes para vuestros muslos, podéis aprovechar y dar un repasito a vuestras pantorrillas. No es una zona que necesite tanto masaje como los muslos, por eso no hagáis demasiado hincapié en ellos. Pero un poco de masaje hacia arriba y hacia abajo, nos vendrá genial. Eso sí, máximo un tercio del tiempo que dediquemos a los muslos.

En las mujeres son dos zonas totalmente diferentes en cuanto a acumulación de grasa. Se que muchas tenéis problemas cuando vais a compraros una botas y no os entran en las pantorrillas. Es una frustración tremenda, ¿verdad?

No os preocupéis, en unos meses, lograremos nuestro objetivo y podréis poneros lo que queráis y lucir unas piernas de ensueño.

Cremas, cremas y más cremas para adelgazar

A menudo me llenan el email de consultas sobre los masajes y las cremas que debéis usar.

Bueno, vamos por partes. El masaje como ya os comenté es uno de nuestros mejores aliados. Yo creo firmemente en los resultados que nos dan los masajes y sabéis que siempre hablo por propia experiencia.

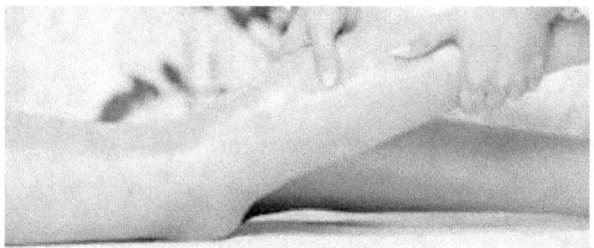

Masajes con cremas

Nuestros masajes deben ser sencillos y lineales. Como ya os expliqué, debemos usar la técnica de arriba-abajo.

Tema cremas. Bueno, ya os comenté que yo no he encontrado ninguna crema que por si misma me hiciera tener unas piernas más delgadas. Las hay eso si, que tienen algún efecto adelgazante. En general son aquellas que llevan metilxantina, un compuesto, fijaros que curioso, que se encuentra en el chocolate, el café y en la Coca Cola, todos ellos enemigos de una dieta adelgazante.

Este elemento actúa en las capas inferiores de la piel llegando a reducir algo el tejido adiposo. Si, es cierto.

Pero de poco nos va a servir, si nuestra capa de grasa es grande, porque no es un principio que actúe en capas internas, ni que tenga efectos prolongados.

Por eso, no esperéis milagros de estas cremas. Básicamente hay tres grupos de cremas que podemos usar y que usaremos. Cremas reafirmantes, que todas conocéis, cremas efecto frio-calor, y cremas para dolores y piernas cansadas.

Conozco incluso algún prestigioso laboratorio que utiliza un conglomerado de todas estas cremas, para conseguir efectos adelgazantes. Algo parecido a lo que yo he ido haciendo.

Aparte dejamos las cremas suavizantes,

hidratantes, etc., con efectos más relajantes que otra cosa.

Por todo ello, y basada en mi experiencia, llegaremos a conjugar varias cremas que nos irán aportando muchas de las cosas que nuestras piernas necesitan para estar delgadas y esbeltas.

Pero vosotras mismas podéis utilizar la lógica.

 No podemos tener piernas agiles y fuertes, sin buena circulación, no hay buena circulación si hay exceso de grasa, no eliminaremos la grasa sin conseguir firmeza, y desde luego nuestras piernas no estarán firmes y prietas sin todo ello junto.

¿Porqué, entonces nos vamos a resignar a una solo crema "milagrosa"?

Pues no chicas. Aquí enseño los beneficios que nos darán y como debemos compaginarlas y usarlas en nuestros masajes. Eso es fundamental. Siempre daremos las cremas durante los masajes. Es la forma en que nuestra piel asimila las cremas.

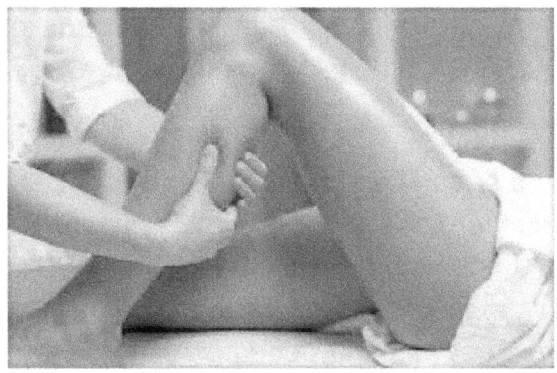

Masaje en piernas

Por todo eso, y como primer paso fundamental, tenemos que ir activando nuestra circulación. Y en ello vamos a centrarnos las primeras semanas.

Ya hemos hablado de las cremas para la circulación. También hemos hablado que son cremas "fuertes", son medicamentos, por eso no debemos abusar y tenemos que usarlas con precaución y periodicidad.

No podemos comprarnos un tubo o bote de crema para la circulación y vaciarlos en dos días en nuestras piernas.

Recordar, que aunque son cremas, casi todas inofensivas, a veces, pueden producir alguna alergia o enrojecimiento de la piel. Nada grave, desde luego, pero vigilarlo amigas.

Pues ya sabéis, en un principio nos dedicaremos a utilizar cremas para la circulación, y poco a poco podemos ir alternando con cremas reafirmantes o cremas para piernas cansadas. Una vez por semana podemos usar las famosas cremas de frio-calor. Son muy relajantes además.

Pero no queramos hacerlo todo a la vez, ¿ok?

Vayamos pasito a pasito y sigamos las indicaciones que vamos poniendo.

No olvidéis que mucho, pero mucho más importante que cualquier crema, son los ejercicios y rutinas que vamos planteando cada poco en el libro. Así como la dieta, de la que aún no hemos hablado en profundidad, pero donde tendremos que entrar.

Las bebidas, las posturas, el calzado, etc., son muchas cosas que vamos analizando y preparando.

No dudéis que si lo vamos haciendo todo, con calma y despacio, dentro de unos meses, los resultados serán los que todas estáis deseando.

Bueno amigas, he querido hacer este inciso porque veía muchas dudas en los emails que me mandáis y quería que os sintierais tranquilas…

Adelgazar las piernas... ¿correr o bicicleta?

Entramos a tratar un tema que me también me consultáis muchas a las que les gusta hacer deporte.

La gran duda sobre si es mejor correr o hacer bicicleta para estilizar nuestras piernas.

Bueno, pues vamos a ello.

En principio, más que dos ejercicios a estudiar, son cuatro, porque muchas hacemos la bicicleta, pero estática, y muchas corren pero en cinta en vez de en la calle.

Bueno pues vamos por partes.

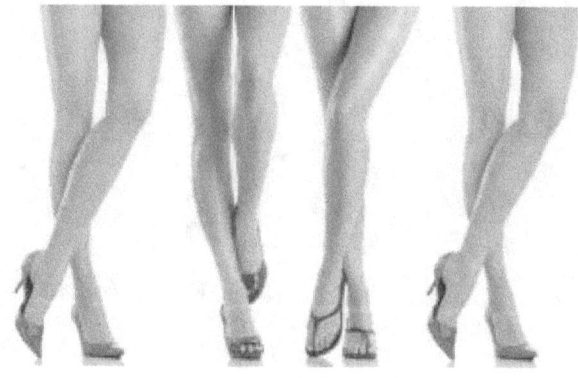

Piernas estilizadas

Recordáis el capítulo en el que hablamos de las atletas de pértiga, ¿verdad?

Bueno pues vamos a seguir un poco por esa línea. Partimos de la base, que cualquiera de los cuatro ejercicios nos servirán para perder peso, eso está claro. Nadie conoce ningún atleta ni ningún ciclista gordo, ni con las piernas gordas, eso está claro.

Pero si os fijáis, la definición que obtienen es completamente diferente. Además son ejercicios totalmente opuestos en el esfuerzo para los músculos de las piernas.

Si hablamos de correr, lo ideal es hacerlo al aire libre y si puede ser en terreno blando, es decir no sobre asfalto o cemento. Correr a ritmo, pero sin pasarse, a una velocidad en la que vayamos a gusto y estemos forzadas.

¿Como lo sabemos? Sencillo, hay que evitar acercarse a ese punto donde nos cuesta respirar y sentimos agotamiento.

No somos atletas profesionales, por lo tanto no tenemos que hacer demasiado esfuerzo, simplemente movernos y avanzar. Caminar a buen ritmo es casi mejor para las piernas que correr.

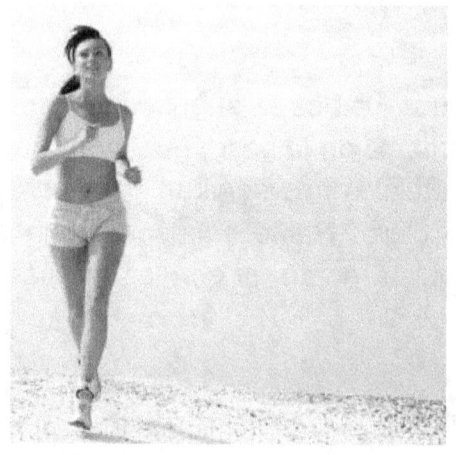

Corre por terreno blando

En la cinta es otro cantar. Hay dos tipos de cinta, las eléctricas y las mecánicas. Para entendernos las que se mueven solas y solo tenemos que caminar o correr encima y las que tenemos que mover con la fuerza de nuestras piernas. Estas últimas mejor no tocarlas.

Nuestros músculos se desarrollaran mucho más y el efecto adelgazante es menor.

La ventaja de correr en cinta es que además podemos tener una botella de agua a mano e irnos hidratando cada poco.

Conclusión, si vais a correr, hay dos opciones

claramente mejores, correr suave sobre hierba o terreno blando o correr en cinta eléctrica. Eso si, en esta última, es importante que esté en posición totalmente llana y hacerlo también a ritmo moderado. No queremos correr la maratón de New York, ni ganar una medalla olímpica. Solo queremos eliminar grasa de nuestras piernas y tonificarlas y estilizarlas.

Otro aspecto muy, muy importante es el calzado. Aquí no regateéis unos euros. Es muy importante tener un buen calzado deportivo que absorba y amortigüe los pasos que vamos dando.

Por eso acudir a una tienda especializada y comprar unas buenas zapatillas especiales para correr, que tenga buena capacidad de absorción.

Y otra cosa importante. No queráis empezar demasiado rápido. Los primeros días vale más caminar que correr y poco a poco podemos ir aumentando el ritmo.

Pasamos ahora a la bicicleta. Aquí, si que no tengo dudas. La bicicleta estática es mejor por varios motivos. El primero y más importante la seguridad. Las carreteras son un peligro y no hay demasiados sitios para poder andar en bicicleta tranquilamente.

Sería ideal poder andar sobre una pista de ciclismo, pero eso no está al alcance de todo el mundo.

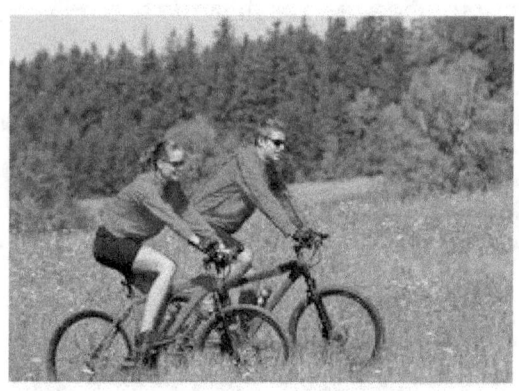

Ejercicio ideal...la bicicleta

En carretera además tenemos subidas, bajadas, etc., y eso nos lleva a esfuerzos muy superiores.

Bien, pues agarramos la bici estática y nos ponemos a ello.

Sin duda, de todos los ejercicios que hemos hablado, es mi favorito. Es cómodo porque podemos regular la intensidad del esfuerzo, podemos estar viendo la tele, escuchando música o cualquier otra cosa. Podemos tener agua al lado para hidratarnos, recordar que hay que beber cada poco, etc.

Eso si, no pongáis la intensidad demasiado alta. Nos agotaremos, forzaremos los músculos, y conseguiremos nada más que decepcionarnos y desanimarnos.

Por todo ello, amigas, desde la experiencia que tengo de realizar todas las actividades de las que os he hablado, os recomiendo la bicicleta. Recordar, a un buen ritmo, pero que no nos ahogue, sin poner demasiado fuerte la intensidad y bebiendo cada poco. Recordar que no estamos hablando de adelgazar todo el cuerpo, sino las piernas...

Eso si, hay que realizar un mínimo de 15-20 minutos y un máximo de 40-45 minutos.

Al acabar una buena ducha y un masaje de los que ya hemos hablado en otras ocasiones.

Bueno amigas, aunque ya se que la mayoría no tiene tiempo para hacer este ejercicio, es bueno encontrar un hueco en nuestra rutina diaria para hacerlo. Nuestro cuerpo y nuestra salud nos lo agradecerá, porque no sólo estaremos trabajando nuestras piernas, sino que nuestro corazón se verá muy beneficiado.

¿¿¿Tu que opinas…..sobre tus piernas???

Ya veis que os hago una pregunta muy curiosa, ¿verdad?

Pocas mujeres están a gusto con sus piernas, y eso que muchas las tienen preciosas.

Y a todas nos parece que las piernas de las demás son mucho más bonitas que las nuestras.

Pero a esta pregunta tendríamos que añadir algo muy importante. Otra pregunta que nunca nos hacemos y que no se si alguna se atreverá a contestar… ¿que hago yo por mis piernas?

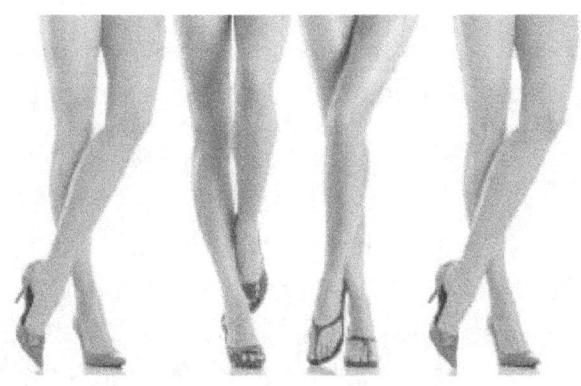

¿Qué hacemos por nuestras piernas?

Seguramente que algunas penséis que hacéis muchas cosas al cabo del día, y que no entendéis como tenéis las piernas gordas y feas.

Pero hay que pararse a analizar las cosas.

Las piernas son extremidades, y sirven para desplazarnos y movernos de un sitio a otro.

Esa es su función biológica, ¿verdad?

La mayoría de nosotras, trabajamos en casa, y muchas fuera y luego en casa.

El trabajo en una casa es agotador, no paras de hacer cosas y al final del día estamos agotadas. Si, lo se. Es verdad.

Pero... ¿cuánto caminamos? ¿cuánto obligamos a nuestras piernas a trabajar su circulación?

Es verdad que se nos cansan las piernas. Todo el día trajinando en casa. Pero amigas, en realidad, es trabajo que hacemos en casa es altamente perjudicial para tener unas piernas delgadas y estilizadas.

Las hacemos trabajar, pero de una forma totalmente opuesta a lo que deberíamos hacer.

Y no hay solución. Las labores de casa hay que hacerlas, ¿verdad?

¿Alguna tiene la suerte de tener una pareja que ayude?

Seguro que pocas, ¿eh?

Estamos todo el día de pie, nos agachamos, hacemos esfuerzos...

Mientras planchas, estas de pie, y cansas tus piernas, pero no las mueves...

Mientras friegas los platos, esta de pie y también te cansas, pero tampoco te mueves...

Barremos, limpiamos, tendemos la ropa, etc. Todo ello en unos cuantos metros cuadrados....

Todo eso amigas juega en nuestra contra.

Nuestras piernas se cansan, pero no tienen el riego sanguíneo ni el aporte necesario para estar finas. Se nos hinchan, sentimos hormigueos y hasta nos duelen. Y por eso creemos que hacemos mucho ejercicio y no entendemos como tenemos las piernas más gordas de todas nuestras amigas.

Pues pensarlo amigas. Porque el ejercicio que hacemos es todo lo contrario a lo que tendríamos que hacer.

Incluso si trabajamos en una oficina tenemos el mismo problema. No importa que nos levantemos mil veces y son sentemos otras tantas algunos días. La mayor parte del tiempo estamos sentadas. Más de lo mismo.

Pero no podemos cambiar nuestra vida. A lo sumo podemos ir al gimnasio y hacer algo.

Pero tampoco es lo más indicado muchas veces. Hay muy buenos profesionales en muchos gimnasios, pero en la mayoría nos tratan como si fuéramos hombre, y nos mandan hacer las mismas rutinas que a ellos, y eso hay que dejarlo claro...: No somos iguales físicamente...

Nosotras no queremos músculos. Queremos formas...

¿Porque la mayoría de actrices de cine tiene unas piernas preciosas?

¿Acaso son más esbeltas de nacimiento que nosotras, o tienen el don de la belleza en exclusiva para ellas?

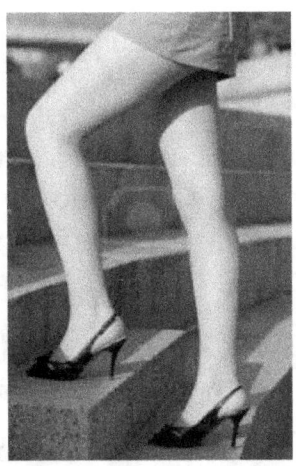

Debemos activar nuestras piernas

Pues no, todas somos iguales. Pero ellas tienen dos cosas. La primera, tiempo para dedicarse a ellas mismas. Y la segunda los medios para tener a alguien al lado preocupándose por su físico y su presencia que para eso viven de ello.

Pues nosotras tenemos que arreglarnos con lo que tenemos. Y por eso tenemos que aprovechar para realizar ejercicios, dentro de nuestra rutina diaria, usar cremas que estén a nuestro alcance, hacernos masajes en las piernas nosotras mismas sino tenemos quien nos lo haga, etc.

Es decir, amigas, que tenemos que esforzarnos mucho más y poner todo de nuestra parte.

Yo he aprendido sola. He probado todos los métodos milagrosos que me han vendido en los medios de comunicación. He fracasado mil veces, pero no me he rendido. He aprendido y por eso ahora quiero transmitiros todas mis experiencias.

Por eso, la pregunta del principio de este capítulo debemos cambiarla y preguntarnos.... ¿que hacemos por nuestras piernas?

¿Alguna se atreve a contestar?

Veréis como os daréis cuenta que vuestras piernas no os gustan, cierto, pero también os daréis cuenta que no hacéis lo correcto por ellas, y que si ponéis de vuestra parte con fe y con tesón eso puede cambiar…

Eliminar la celulitis

En este capítulo vamos a hablar de la celulitis, que es, como se forma y como podemos enfrentarnos a ella.

Lo primero que me aterra de la celulitis, es su propio nombre. Antiguamente era considerada una enfermedad, de ahí su terminación en "itis".

¿Suena fatal, verdad?

La celulitis, se va formando en un proceso lento pero implacable en las mujeres, y sigue unos pasos comunes a todas ellas.

Básicamente, empieza cuando nuestro cuerpo comienza a no eliminar correctamente los desechos de nuestro organismo. Esto hace que se forme un líquido que va produciendo pequeños edemas subcutáneos.

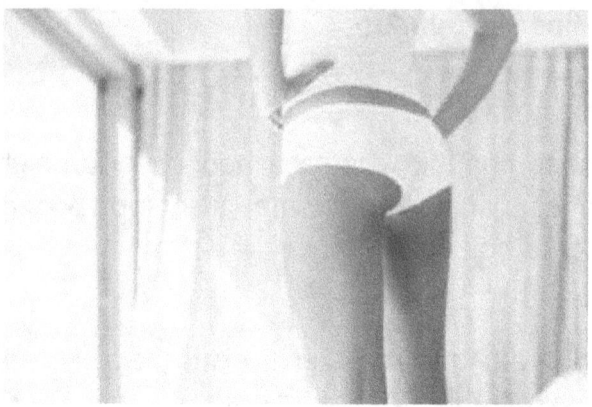

Piernas sin celulitis, piernas perfectas...

Esto produce un embotellamiento que entorpece la circulación y se producen reacciones que crean una irritación de la fibra de la piel y es cuando se contrae esta. Aun puede empeorar si los vasos sanguíneos son afectados y la circulación empeora.
Básicamente hay varios tipos de celulitis.

Podemos hablar de celulitis blanda, que la más común, donde nuestras piernas, glúteos, trasero, brazos, se vuelven blandos con estructura que ya todas conocéis y la compacta, que llega a ser dolorosa y producir estrías en la piel.

Cuando ambas se combinan, tenemos un grave problema, tanto de salud por falta de circulación como estética con las famosas "piernas en columna" que son igual de anchas en toda su extensión.

Pero vayamos a lo que realmente nos importa.

Que podemos hacer contra ella. Bueno, si dispusiéramos de mucho dinero, podemos hacernos una liposucción, claro, pero además de caro, todas sabemos que conlleva riesgos, y no podré olvidar los graves problemas de una amiga mía a la que se le complicó el postoperatorio. Terrible...

Como habéis leído, la base de la creación de la celulitis es la falta de circulación. Esto es lo que desencadena todo el proceso. Lógicamente, hay mujeres más propensas que otras y la genética influye en gran medida.

Pero aunque es difícil, no es imposible luchar contra ella.

Lo primero es una dieta saludable. Y cuando digo saludable, no quiero decir que nos pongamos a comer lechuga como locas. Hay conceptos equivocados que debemos matizar.

Lo que hay que hacer es cambiar nuestros hábitos alimenticios, no dejar de comer. Si me como tres platos enormes de patatas fritas a la semana, no puedo pretender tener unas piernas de ensueño. Los milagros como ya os he dicho, no existen.

Y como ya os he dicho, lo que queremos y tratamos en este libro, es mejorar nuestras piernas dentro de nuestras posibilidades y no pretender tener las piernas de Charlize Theron.

O sea, que si de esos 3 platos semanales pasamos a 1, y después a uno cada 15 días, nuestras piernas notarán un descenso muy notable en la entrada de grasas en nuestro cuerpo.

Las verduras son excelentes, pero sobre todo la fruta. Además con la fruta, tenemos una variedad enorme con diversos sabores que nos ayudarán a no pasar hambre, estar alimentadas, y adelgazar no solo nuestras piernas, sino todo nuestro cuerpo.

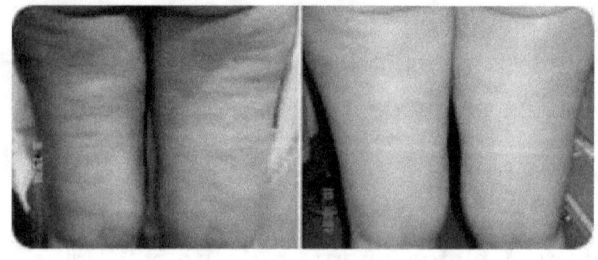

El tratamiento nos hará mejorar

Otro punto fundamental, es el ejercicio. En capítulos anteriores, hemos visto ejercicios varios que nos ayudarán, pero cuando hablamos de celulitis, lo fundamental es mover las piernas. Sin esfuerzos grandes, pero moverlas. Para ello, lo mejor es la bicicleta estática. Más aún que andar   en   bicicleta.

Correr no nos dará tantos beneficios, para el tema que tratamos, ya que el esfuerzo se centra en determinados músculos que no nos interesan. Bueno claro, si hacemos una maratón semanal, eliminaremos todo, celulitis, grasa, y nos quedaremos delgadas, pero no es el caso, ¿verdad, chicas?

Otro aspecto fundamental, son las friegas en la duchas. Si, lo sé, es un método antiguo y pasado de moda, pero...funciona. Usando una esponja fuerte, frotamos las zonas a tratar con fuerza. Esto calentará las zonas y reactivará la circulación. Al estar bajo el agua, es cómodo y estimulante de hacer. Eso si, no hace falta arrancarse la piel, chicas. Ya sabéis que siempre os digo que no queráis resultados de hoy para mañana. Esto es un proceso lento.

Otro apartado son los masajes después de la

ducha. Ya hemos hablado de ellos. Y también hemos hablado de cremas para el masaje.

Podemos usar desde un simple aceite a cremas muy buenas que hay en el mercado. Ya sabéis que no suelo hablar de marcas, pero Vichy, tiene unas cremas fantásticas para tratar la celulitis.

Asimismo, no olvidéis las cremas reactivadoras de la circulación. Son fuertes, porque son medicamentos, pero son las más efectivas para la celulitis.

Y sobre todo hacer bien los masajes. La celulitis es grasa amigas. No tengáis piedad de ella. No tenemos que acariciar la piel, tenemos que masajear con firmeza. Lo ideal es que nos lo hagan pero si no tenemos nadie que nos ayude tendremos que arreglarnos nosotras solas.

Agua. Ya hemos hablado de los beneficios.

Beber agua abundantemente es fundamentas. Y por último, voy a hablaros de algo que a mi por lo menos me ayudó mucho. Ya sabéis que soy autodidacta y sobre todo muy incrédula.

Por eso no me atrevía con los aparatos de masajes. Hasta que los probé... Y voy a distinguir dos.

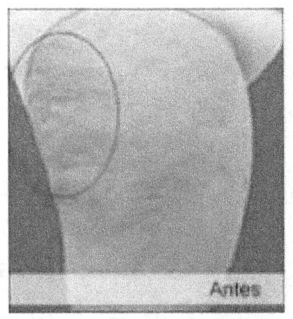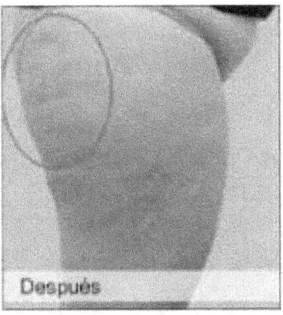

El masaje nos hará mejorar...

Los de mano y las grandes maquinas.

Entre los de mano, hay muchos en el mercado.

Pero yo aconsejo aquellos que vibran y además tienen movimientos giratorios. Eso sí, aplicarlos junto a una crema. El propio aparato hará que la crema penetre en la piel, a la vez que nos masajeara la zona. No uséis crema para la circulación con esta práctica. Esa la usamos al acabar, extendiéndola suavemente con la mano hasta que penetre totalmente en la piel.

En cuanto a las grandes máquinas, a mi me gustan las plataformas vibratorias. Su efecto es para todo el cuerpo, pero las que tengáis celulitis y las piernas gordas, notaréis, nada más subiros en ellas, que la máquina trabaja con fuerza la zona y la estimula.

Se que son máquinas caras, por eso solo os lo comento de pasada, porque no todas podemos comprar una maquina así.

Si tenemos está maquina, es aconsejable usarla antes de la ducha, y del posterior masaje. Supone una preparación excelente para lo que vamos a hacer después.

Y sobre todo amigas, no olvidéis una cosa. NO BUSQUES RESULTADOS INMEDIATOS. La mayoría de las mujeres fracasan en sus tentativas, porque pasado un mes sin apenas mejoras, se desmoralizan y abandonan.

El cuerpo necesita acostumbrarse a sus rutinas diarias y poco a poco irá cambiando. No le pidáis milagros. Si sois pacientes acabaran llegando los resultados.

Una última consideración.

Me llenáis cada día el correo de preguntas y dudas. Ya se que estas cosas son a veces muy privadas, pero no tengáis miedo a preguntar en general. Todas nos beneficiaremos. Lo que una pregunta en un email puede servir a todas.

 Pero bueno, yo encantada de ayudaros por email...

Celulitis. Más remedios…

Vamos a seguir profundizando en el tema de la celulitis.

En primer lugar. La celulitis, más allá de explicaciones técnicas como ya hablamos, no es más que acumulación de "grasa" debajo de la piel. En realidad es algo más que grasa, pero vamos a dejarlo ahí, para no complicar las explicaciones.

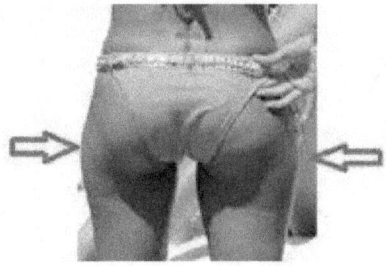

Celulitis y cartucheras

Es cierto que hay varios tipos de celulitis, y ya hablamos de ello, ¿verdad?

Pero también es cierto que son varios los factores que hacen que tengamos celulitis:

- Somos mujeres, y como tales, tenemos tendencia natural a la acumulación de la grasa en determinadas zonas.

150

- Motivos hormonales. Algunas mujeres tienen el problema añadido de problemas hormonales.

Eso dificulta un tratamiento simple, y en estos casos, que son los menos, hay que tratarnos médicamente antes de hacer otras cosas.

- Motivos genéticos. También influyen. Fijaros en vuestra familia, madre, tías, hermanas, etc. y comprobar si hay similitud es la celulitis que ellas pudieran tener.

- Vida sedentaria. Es uno de los mayores enemigos que tenemos.

- Alimentación inadecuada. Otra de nuestras enemigas.

- Etc.

Podríamos mencionar muchos más motivos, pero básicamente son los que os he mencionado.

Una vez que sabemos porque tenemos celulitis, vamos a afrontarla de la mejor manera posible.

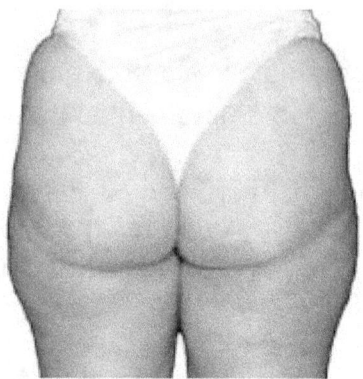

Nuestra enemiga la celulitis...

Vamos a ver que no debemos hacer nunca y que sí tenemos que hacer.

Lo primero y que ya sabemos todas, es tener una alimentación adecuada. Sí, ya sabéis.

Frutas, verduras, etc., tienen que ser nuestras compañeras de fatigas. Pensar que estos alimentos favorecen la digestión, la circulación y el riego intestinal y sanguíneo.

Pero más importante es ir apartando poco a poco las grasas y sobre todo los dulces en nuestra alimentación.

Otro aspecto fundamental a tener en cuenta, es que la celulitis no se nos ira solo con dieta. Es más podríamos afear nuestro aspecto porque una cosa es la grasa normal y otra la que genera la celulitis en las capas altas de la epidermis.

Por lo tanto seríamos unas mujeres delgadas con celulitis. Seguro que habréis visto amigas o fotos en internet, de mujeres muy delgadas con celulitis. Esta claro. Solo han adelgazado dejando de comer o con dietas milagrosas que todas hemos probado.

Por lo tanto no sirve solo con la dieta.

La celulitis solo se marchará reactivando la zona. Estimulando el riego, y mejorando la circulación en las piernas a la vez que vamos quemando grasa normal.

Por eso hay que adelgazar y a la vez tratar nuestras piernas.

Adelgazar las piernas en si mismo no es tan difícil. Pero nuestro reto no es ese. Es adelgazar, estilizar, dar firmeza y tersura y eliminar la celulitis. Además también, como tener un trasero respingón y atractivo.

Más. Una vez que sabemos que hay que tener una dieta y que hay que mejorar la circulación, también debemos de tener claro que hay que tratar la zona con terapia de choque directa.

Eso implica uso de una crema adecuada y estimulaciones de la zona con masajes. De todo ello hemos hablado ya y seguiremos hablando más adelante, pero es fundamental no quitarlo de la cabeza.

Además de todo ello también debemos fortalecer y tornear nuestras piernas y esto se consigue con ejercicio.

Poco conseguiremos si eliminamos la celulitis pero nuestras piernas no están fuertes porque al menor descuido, aparecerá otra vez.

Hay que ser constantes e insistentes. Ya sabéis que todo lo que os cuento esta basado en mi propia experiencia y que solo trato de ayudar con lo que he aprendido tras varios años de lucha contra mis piernas.

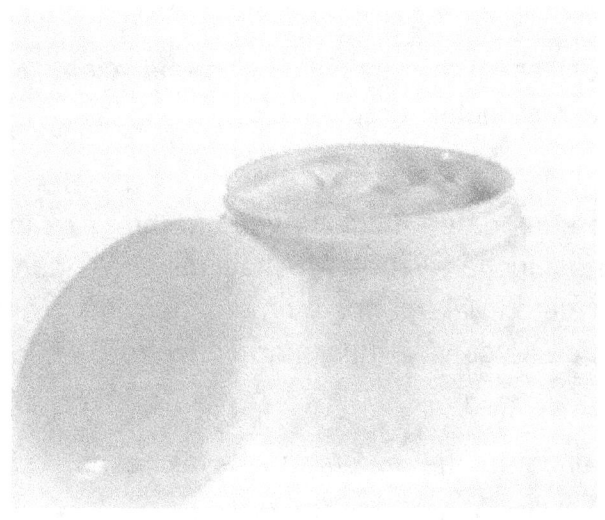

Cremas anticelulíticas

No tengo las piernas de Charlize Theron, no, jamás las tendré, pero ahora me pongo minifaldas, uso bikinis sin pasar vergüenza o tener que usar pareo para tapar mis caderas. Y sobre todo me encuentro mucho más a gusto conmigo misma.

Mi ilusión y mi lucha no era gustar a los hombres ni mucho menos. Mi pareja me quería tal y como yo era. Pero yo no estaba a gusto conmigo misma y eso me atormentaba y me avergonzaba. Ahora soy otra persona. Y me encanta saber que me miran las piernas, ¿porqué no decirlo?

Y os aseguro que use y probé cientos de métodos, dietas, cremas, etc.

Ahora se lo que funciona y lo que no. Y os lo he dicho muchas veces, no hay milagros, pero sí hay método. Al menos a mi me funcionó. No veo porque no os va a funcionar a vosotras.

Me encanta que me preguntéis las cosas.

Procuro responder a todas. Cada una es un caso diferente e intento ayudar a todas.

Por cierto. Muchas me habéis preguntado sobre cremas, marcas, etc.

Ya os dije que las cremas que a mi me han dado resultado, eran aquellas que tenían propiedades circulatorias y que tenían metinxantina. Hay varias muy buenas y a alguna ya le he comentado por email. También aquí en el libro he comentado alguna marca concreta.

Pero bueno, para no desviarnos del tema, no dudéis que todas, absolutamente todas podéis eliminar la celulitis, pero ninguna, absolutamente ninguna la eliminará sin esfuerzo y trabajo.

Pero os aseguro que es divertido y estimulante. Comprobar como poco a poco nuestras piernas van cambiando y mejorando.

No perdáis la esperanza porque es posible.

Una buena alimentación... ¿nos ayudará a adelgazar nuestras piernas?

Vamos a hablar ahora de un tema importante, la alimentación.

Se comenta que la crisis nos está afectando a las mujeres de una manera tal que está aumentando la obesidad entre nosotras...

Tiene esto una base real y científica. Bueno casi...

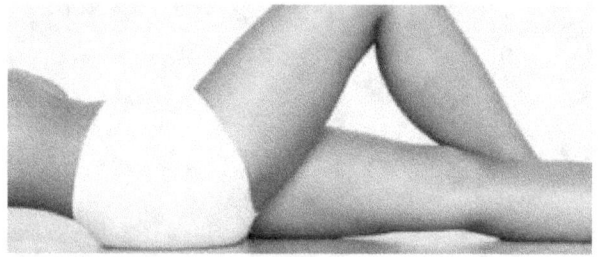

Este es nuestro sueño...

Vayamos por partes. Las mujeres tenemos una complejidad hormonal mucho más grande que los hombres. Es cierto que esto nos puede llevar a ser lo que se llama comedoras emocionales. ¿Que significa esto? Significa que ante la depresión o la ansiedad las mujeres tendemos más a abrir la nevera o comer chocolate compulsivamente.

Existe una hormona, la serotonina, que es la causante de que estemos animadas o deprimidas y también es cierto que los hombres producen un 50% más de esta sustancia que nosotras.

Para nuestra desgracia, esta sustancia se encuentra en los dulces, chocolates, etc.

O sea que cuando estamos "depres", nos da por comer chocolate para aumentar de esta forma la serotonina, también llamada hormona de la felicidad, para encontrarnos mejor.

Bueno, ¿esto es nuevo? Pues no, simplemente es la explicación científica a algo que ya sabíamos todas. Que los dulces y alimentos ricos en azúcares, nos estimulan y nos animan.

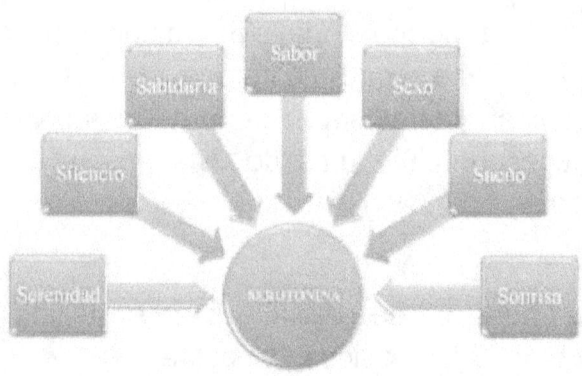

Serotonina

Bueno, es cierto. Pero tampoco es un problema.

Cierto que en época de crisis, nuestra ansiedad aumenta y puede llevarnos a caer en la tentación.

Pero no os preocupéis amigas. Las mujeres también tenemos otras armas que nos pueden ayudar a superar estos momentos.

Tenemos una capacidad superior para focalizar y centrar nuestros esfuerzos e intenciones.

Por eso, una motivación, un estímulo, una meta, nos motiva de tal manera que somos capaces de olvidar otros problemas.

Y ahora nuestra meta es conseguir unas piernas delgadas y esbeltas. Adelgazar nuestras piernas es un objetivo que debemos tener entre ceja y ceja cada minuto del día.

Sólo así, tendremos la motivación necesaria para combatir nuestra ansiedad.

A medida que vamos mejorando, avanzando en nuestro objetivo, nuestra motivación irá en aumento.

Por eso, estas noticias, hay que tomarlas con precaución. Siendo ciertas sus afirmaciones, no es menos cierto que las mujeres no somos solo una hormona. Somos muchas más cosas, y hay muchas de ellas que nos ayudarán a centrarnos en lo que queremos y evitar tentaciones que no nos ayudan.

Si, es cierto que los azúcares son nuestros enemigos para adelgazar las piernas. Pero también las grasas.

Y además, a medida que cumplimos años, la acumulación de grasas aumenta drásticamente en las mujeres. Y también es cierto que los hombres tienen una capacidad muscular y un metabolismo mucho más efectivo que nosotras para quemar grasas.

Vale, pero eso no significa que todas las mujeres vamos a ser gordas, y los hombres delgados.

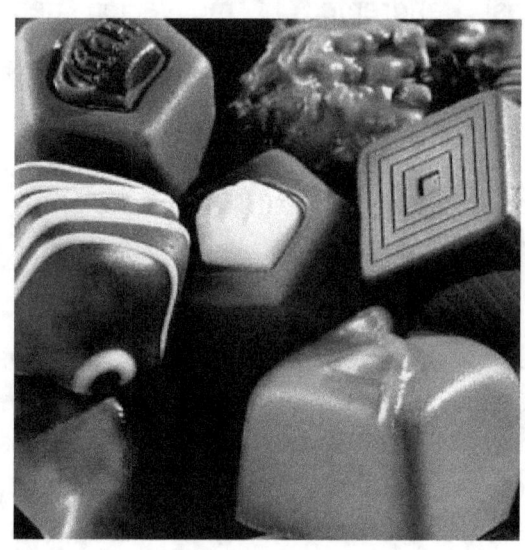

Azúcares NO

Por supuesto que no. Tenemos que esforzarnos más, eso sí, pero afortunadamente hoy en día, cuando entramos en un supermercado tenemos a nuestra disposición cientos de alimentos bajos en azúcares y grasas.

Y aquí viene el tema de la crisis. Estos alimentos, ¿son más caros? Generalmente sí, pero últimamente, han aparecido montones de marcas nuevas incluso genéricas, que están muy bien de precio.

Y no olvidéis que la diferencia de precio de estos alimentos, aún siendo más caros, no es tanta. Establecer una lista de prioridades. A lo mejor nos interesa más comprar un gel o un champú más barato y con lo que ahorramos podremos comprar alimentos más adecuados.

Es un ejemplo para que me entendáis. Seguro que sabéis aplicarlo.

Bueno amigas en resumen, que si, que las mujeres somos más tendentes a engordar y que si nos deprimimos nos damos al chocolate…Bueno, pues vale. Pero también es cierto que tenemos una fuerza de voluntad mucho mayor que los hombres, y que cuando se nos mete algo en la cabeza luchamos hasta el final por conseguirlo.

Y no olvidéis, como podéis ver en la foto, que la serotonina, también se segrega en nuestro cuerpo, descansando, durmiendo bien, sonriendo y cuando tenemos sexo….o sea que ya sabéis…

Así que amigas, a luchar por nuestro objetivo...adelgazar las piernas. Llevarlo siempre en la cabeza y en el corazón y os aseguro que lo conseguiremos...

Cremas reductoras

Volvemos al tema de las cremas.

¿Que hace que una crema sea buena o mala?

Es sencillo, sus componentes.

A veces nos dicen, que tal o cual crema tiene un compuesto difícil de pronunciar que es maravilloso para la celulitis, ¿verdad?

Vale, y ¿que garantías tenemos que es así?

Lo único que se sabe en base a estudios es que cremas con metilxantina e incluso aloe vera son más efectivas.

Ahora bien, es difícil encontrar cremas que contengan estos principios y no por nada, sino porque son caros, y los fabricantes a veces prefieren sacar productos más baratos con miles de eslogans y promesas que sacar al mercado una crema más cara.

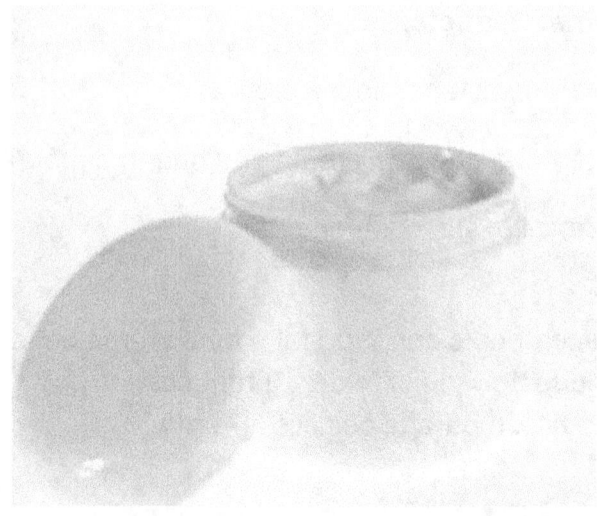

Cremas para adelgazar las piernas

No son conscientes, que las mujeres queremos adelgazar las piernas, eliminar la celulitis, y estar mejor con nuestra silueta. Y poco nos importa pagar 25 euros en vez de 19 por una crema efectiva.

Ya sabéis, cosas del marketing...

En resumen, que la mayoría de cremas, sin ser perjudiciales, con poco efectivas y además ningún fabricante incluye como usar las cremas.

La mayoría de las que me escribís, no sabéis como echar una crema en una zona con celulitis.

Os limitáis a extender la crema y dejar que vaya penetrando en la piel. Pues lamentablemente, estáis desperdiciando la mayoría de la crema. Lo que hacéis es acelerar su evaporación pero no ayudáis a que entre en la piel.

La crema debe penetrar rápida en la piel, porque sino, pierde propiedades. Además hay que realizar un masaje en la zona para activarla y que sea más receptiva con la llegada de la crema.

Si además hemos hecho ejercicio antes y nos hemos dado una ducha, entonces es la combinación perfecta, porque nuestras células están listas para reaccionar con el producto.

Nuestras piernas, deben estar estimuladas y con la circulación activada para que los principios activos de las cremas funcionen.

Ahora, aquellas que penséis, que llegando por la noche a la cama y extendiendo suavemente una crema sobre las piernas, esto ayudará, lamento decirles que fracasarán en el intento.

Aquí no me voy a extender mucho más. Y no

olvidéis amigas que también hay que hidratar por dentro, beber agua y eliminar toxinas.

Queremos adelgazar las piernas, pero también queremos estar sanas y todo esto contribuye a ayudarnos.

Como hacer masajes para adelgazar las piernas y eliminar celulitis

Vamos ahora a explicar como debemos realizar un buen masaje que ayude a estimular la circulación de nuestras piernas y eliminar la celulitis.

Por supuesto que estos masajes deben realizarse continuadamente cada día, con paciencia y constancia. No esperéis resultados en una semana, porque los resultados se verán en dos o tres meses.

Si, ya se que es desmoralizante, pero debéis de motivaros sabiendo que el efecto que conseguiréis será fantástico.

Lo primero es disponer de una buena crema.

Cualquier crema hidratante o mejor aún estimulante de la circulación nos servirá.

Lo ideal es que el masaje nos lo realice alguien, desde luego, pero como eso en la mayoría de los casos no es posible, tendremos que apañarnos nosotras solas.

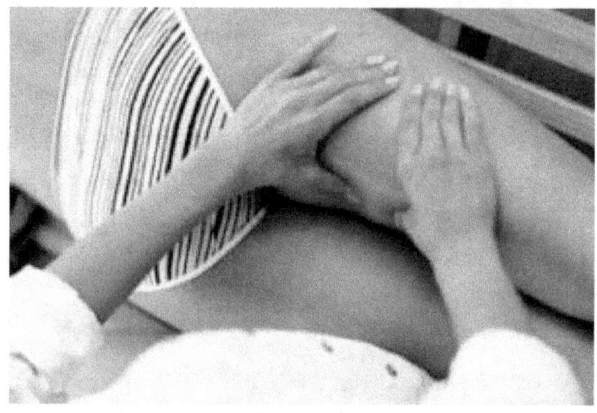

Presionar con firmeza

Muy importante es realizarlo todos los días, dejando uno a la semana de descanso para que los tejidos se recuperen.

Bien, pues vamos a dividir el masaje en tres partes.

En primer lugar, tenemos que activar, despertar, las células adiposas. Para ello debemos de presionar con firmeza en la zona haciendo movimientos circulares, pero sin desplazar los dedos. Debemos empujar la carne, presionando como digo en forma circular.

Este primer paso es importante, porque lo que estamos haciendo es reactivar las células que hay debajo de nuestra piel.

A continuación y en la misma zona que hemos presionado circularmente, debemos de dar pequeños golpecitos con la punta de los dedos.

Como pequeños "martilleos" que deben acabar en presión. Es decir, golpe y empuje, golpe y empuje.

Lo que estamos haciendo en esta segunda fase, es recolocar las células que hemos activado previamente y dejarlas listas para la parte final.

Es importante que las zonas a tratar sean más bien amplias, porque sino volverán a ser reabsorbidas por las que están junto a ellas y no habremos conseguido nada. Todo esto con las manos llenas de crema, para ayudarnos a realizar los movimientos y de paso que la crema vaya penetrando en la piel.

El último paso es fundamental. El más importante. Debemos realizar un movimiento de abajo a arriba, presionando fuertemente con la yema de los dedos, sintiendo con estos se deslizan entre la materia grasa.

Empezamos en los tobillos y subimos hasta la rodilla. Presionamos y subimos, presionamos y subimos…. ¿Porque hacia arriba y no hacia abajo? Sencillo. Estamos intentando reactivar la circulación. El corazón impulsa la sangre hacia abaja por las arterias y esta vuelve hacia arriba por las venas.

Si hacemos el ejercicio al revés estamos obstruyendo la vuelta de la sangre sucia al corazón, perjudicando el drenaje y la propia circulación. Por eso es fundamental ayudar al flujo natural del cuerpo y hacer el masaje es sentido ascendente.

Después lo haremos desde la rodilla hasta la ingle por el interior y arriba de los glúteos por el exterior. Hay que repetirlo varias veces.

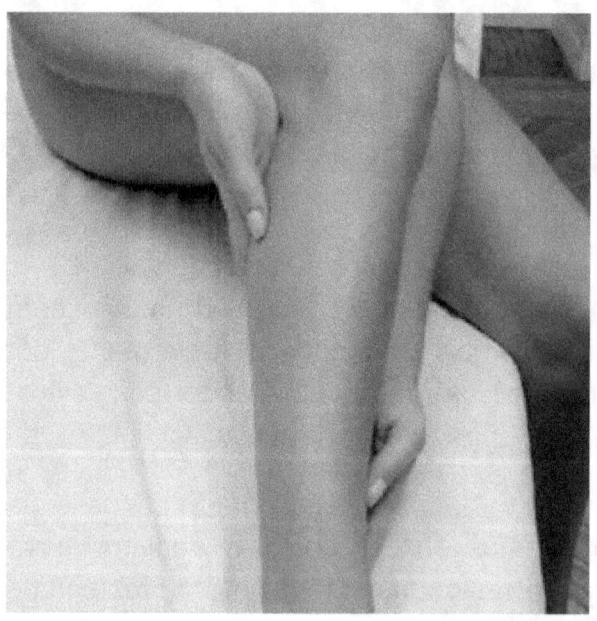

Siempre de abajo a arriba

El movimiento no debe de ser demasiado rápido.

Recordar que el momento ideal para realizar este masaje es después de la ducha, y si hemos realizado algo de ejercicio antes, mejor aún.

Recordar que en la propia ducha podemos hacer breves friegas en toda la pierna con una esponja fuerte, para ir preparando la zona.

Explicado así, parece mucho trabajo, pero no nos llevara más de 10 minutos cada día y os aseguro que al cabo de una semanas ya notaremos mejoría, y en unos meses el cambio será espectacular.

No olvidéis que la clave está en la constancia.

Buscar una motivación, pensar en el próximo verano, en la playa, o en las minifaldas que podréis poneros…buscar una meta que os estimule y no os desanime. Ya veréis como lo conseguís. Recordar que todo lo que os cuento y explico sale de mi propia experiencia y si a mí me da resultado a vosotras también.

Adelgazar las piernas no es un milagro

Pues no, no es un milagro.

Eso hay que tenerlo claro, pero si es el resultado de aplicar un conjunto de técnicas.

Como ya hemos comentado muchas veces, ni una crema, ni un ejercicio, ni un alimento por si solo va a hacer que nuestras piernas adelgacen.

Pero si vamos uniendo diferentes aplicaciones entonces la cosa cambia.

La experiencia de años me ha enseñado que debo y no debo hacer.

En base a ello, he dividido el proceso 4 partes principales.

En primer lugar el ejercicio. Si, ya sé que es lo más pesado de todo, pero es imprescindible hacer algo para que todo lo demás funcione.

Dentro del ejercicio yo divido dos partes, el ejercicio genérico, que nos ayudará a adelgazar genéricamente, activará la circulación de la sangre en nuestro cuerpo y mejorará nuestro estado físico en general y por otra parte los ejercicios específicos, que están más orientados a tratar una zona específica, en este caso nuestras piernas.

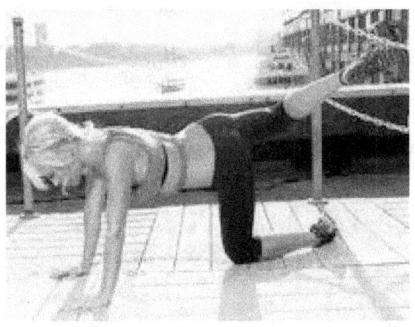

Ejercicio

En segundo lugar, lo que yo llamo rutinas diarias. Consisten en aquellas pequeñas rutinas que podemos realizar en nuestro quehacer diario, de una forma sencilla y sin esfuerzo y sobre todo sin quitarnos ni un minuto de nuestro tiempo.

El tercer lugar es fundamental. Se trata del masaje. Parece más un accesorio de nuestro proceso, pero es parte fundamental porque es la base de la activación que tenemos que realizar para adelgazar nuestras piernas.

Está totalmente unida al cuarto apartado. Este

es sencillo de explicar. Disponer de una buena crema. Una crema que reactive la circulación, que ataque a las células adiposas y a poder ser que tenga efecto frío.

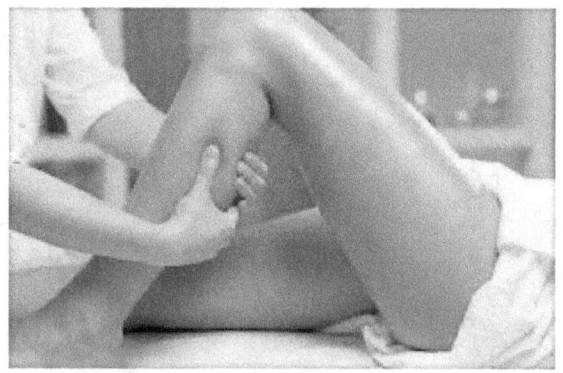

Masaje

Ya hemos hablado de componentes y es difícil encontrar cremas así, pero las hay para atacar la grasa y la celulitis de nuestras piernas.

Y por último la alimentación. O como se suele decir, la dieta. Aquí también haremos dos apartados. En primer lugar los conceptos básicos de alimentación, que no debemos comer o beber, que hay que eliminar o que hay que potenciar, etc.

En segundo lugar, una dieta específica y orientada a nuestro objetivo. Esto es más difícil de conseguir, ya que hay que ceñirse a unos platos específicos, pero siempre nos puede servir de orientación.

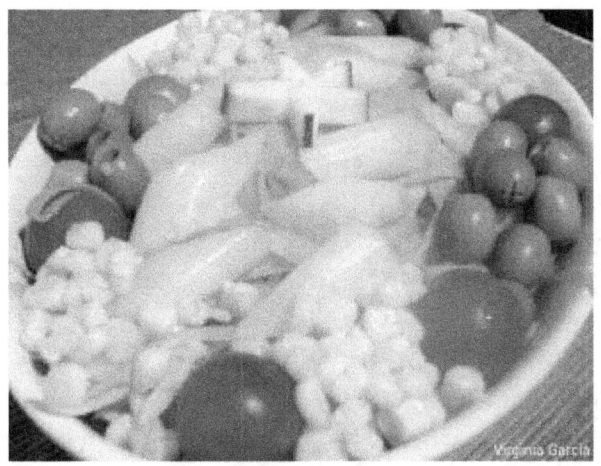

Dieta

Pues estos apartados, son básicamente amigas los que tenemos que seguir si queremos adelgazar nuestras piernas.

Ya sabéis que todo está basado en mi experiencia personal. Hablo de vivencias personales, por eso se que funcionan y deseo que a vosotras os funciones igual que a mi.

Mitos de la alimentación para adelgazar nuestras piernas

Seguimos con un poco de alimentación. Sobre todo de los mitos que circulan por ahí y que muchas veces nos hacen evitar unas comidas e ingerir otras sin saber muy bien si son realmente buenos o no para nuestras piernas, adelgazar, y salud en general.

Básicamente es muy importante, los alimentos ricos en fibras. Cereales, arroces y vegetales, son excelentes para ello. Así como los alimentos que son ricos en potasio, como los frutos secos y determinadas frutas.

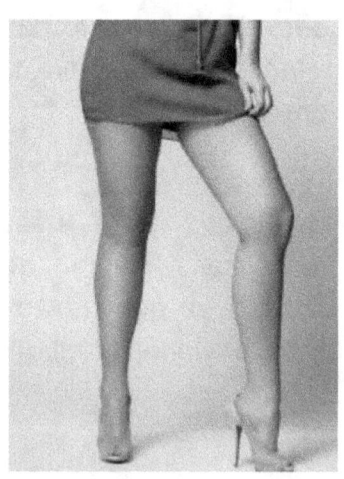

Alimentarse bien para unas piernas de ensueño...

Hasta aquí, nada que no supiéramos, ¿verdad?

Ahora bien, que pasa con los demás alimentos…
¿son tan perjudiciales para la circulación que no
podemos tomarlos?

Realmente no. Lo importante está en el
equilibrio.

Hace meses, me encontré con una amiga que
hacia tiempo que no la veía. Estaba guapísima,
la verdad. Delgada, morena, y con una piernas
infinitas que lucía debajo de una ajustada
minifalda.

Así se lo dije. Ella sonreía agradecida. Más
tarde, me comentó lo mal que lo pasaron en su
casa. Se habían quedado todos en el paro y
durante varios meses vivían como podían.

Afortunadamente, me comentó, los vecinos que
teníamos eran gente encantadora. Tenían una
pequeña granja, con cerdos, vacas y gallinas y
cada día nos traían algo para comer. Un día un
poco de chorizo, jamón, carne picada, huevos,
etc.

Y así íbamos tirando.

Fíjate, me comentaba, por lo menos teníamos para comer, y así me quede de delgada....

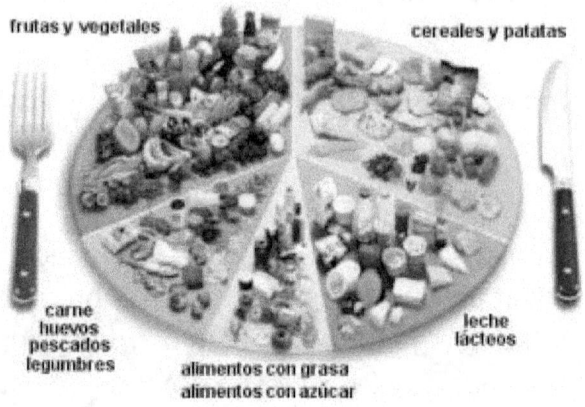

frutas y vegetales   cereales y patatas

carne
huevos
pescados
legumbres   leche
lácteos

alimentos con grasa
alimentos con azúcar

Alimentación equilibrada

Más tarde, de camino a casa mi cabeza iba dándole vueltas a la conversación mantenida con mi amiga.

No lo podía entender.

Había estado meses comiendo carne de cerdo, chorizos, jamones, huevos, etc., y se había quedado como una modelo de pasarela.

¿Dónde estaban los michelines, las piernas gordas y llenas de celulitis, etc.?

Al final lo entendí. No importa el origen de los alimentos. Importa la cantidad y el gasto que diariamente hagamos. Lógicamente no se trata de pasar hambre como había pasado mi amiga, pero si conseguimos un equilibrio entre lo que comemos y lo que gastamos estaremos en el camino para adelgazar y mejorar el aspecto de nuestras piernas.

Cuando acumulamos grasa no es algo casual. Tiene una explicación antropológica y científica.

Nuestros ancestros de las cavernas, que aunque para nosotros haya pasado mucho tiempo, en realidad se puede decir que fue antes de ayer, no tenían muchas oportunidades para comer. Cuando lo hacían, porque había buena caza, simplemente se abarrotaban a comer. Así lo hacían porque sabían que podían estar después varios días sin volver a comer.

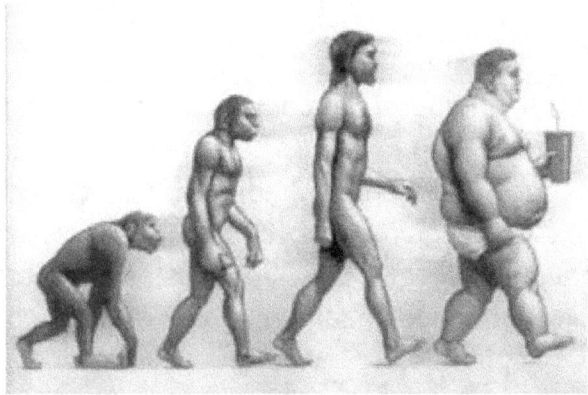

Actualmente comemos mal...

Nuestro organismo que es muy sabio, no podía permitir que todas esas calorías se perdieran, por eso, acumulaba parte de la grasa de los alimentos en el propio organismo, para hacer frente a épocas de mas penuria. En el caso de las mujeres, eso se acentuaba por la maternidad y la necesidad de alimentar a una criatura en su vientre, ya que pasaban prácticamente toda su vida embarazadas.

Esto nos sirve para entender el porque del exceso de grasa en nuestro organismo.

COMEMOS DE MAS...

Sencillamente es eso. No hay más misterio. ¿O si?

Vamos a fijarnos ahora en la propia naturaleza.

Observemos a los animales salvajes y nos daremos cuenta que la obesidad y más en las extremidades, es prácticamente inexistente.

¿Alguien se imagina un guepardo gordo? ¿Un águila panzuda? ¿Un tigre con celulitis?

Por lo tanto, la solución esta en nuestros hábitos y en nuestra forma de comer.

No se trata amigas de empezar a pasar hambre o correr la calle arriba y abajo como si fuéramos un guepardo...pero si nos da pistas sobre nuestras rutinas y costumbres.

Básicamente hay dos claves. La cantidad de comida que ingerimos y el ejercicio que realizamos.

Si todos los días salimos a correr diez kilómetros, es seguro que un bocadillo de jamón, no acabara en nuestras piernas en forma de celulitis alarmante, pero si nos pasamos el día sentada, es seguro que en algún lugar acabara ese exceso de grasa.

Y que no os cuenten historias engañosas. Que si come esto o aquello, y que si comemos mucho de lo otro adelgazaremos seguro.

Ya sabéis amigas, el secreto está en el equilibrio. Comamos y gastemos en la misma proporción y todos nuestros problemas se habrán acabado.

Espero haberos clarificado los mitos que existen sobre porque engordamos y los alimentos.

Adelgazar las piernas...errores a corregir.

A lo largo de anteriores capítulos, hemos tratado muchos temas para adelgazar nuestras piernas. Hemos hablado de dietas, de ejercicios, de cremas, de masajes, etc.

Ahora os hablare de los errores que algunas estáis cometiendo.

Empecemos por las dietas. En el apartado de dietas, comprobaréis que no se trata de ser drásticas y empezar a eliminar alimentos a diestro y siniestro. ¿Porque no vamos a poder comer chocolate de vez en cuando?

Claro que podemos. Lo que no podemos es comerlo todos los días.

Que quede claro. Podéis comer de todo. Lo que no se debe de hacer es comer hoy chocolate y después un bocadillo de panceta.

Es sencillo, todas esas calorías no serán gastadas por nuestro cuerpo, por lo tanto quedará acumulado en algún sitio y ya sabéis donde suele ir...

A veces parece que tenemos que buscar dietas milagrosas que de repente... "chic", ya estamos flacas...

Si conocéis alguna así me lo decís, porque yo probé más de 20 dietas, incluso las más famosas y nada de nada.

La respuesta os la di en el capítulo anterior.

¿Alguien conoce algún animal salvaje con celulitis? ¿Un tigre panzudo? ¿Un águila con sobrepeso? etc.

Claro que no. Los animales solo están gordos cuando comen más de lo que gastan. Todas conocemos perros gordos o gatos inmensos, porque sus dueñas los atiborran a comidas que no necesitan.

Y no hay más. Eso si, tenemos que organizar nuestra vida, saber lo que gastamos cada día y por lo tanto lo que debemos comer. En el tutorial lo veréis claro. Pero no dejéis que nadie os diga, no comas chocolate que te pondrás gorda...Si alguien os lo dice, contestar:

"NOOOO, me pondré gorda si como chocolate y luego me siento en el sofá 4 horas a ver la tele y dejar que se acumule en mi trasero o mis piernas..."

Segundo apartado, el ejercicio. Este apartado, es fundamental. Ya habéis visto varias entradas de rutinas caseras para hacer ejercicio en casa sin tener que salir a correr la maratón de Londres.

Ahora bien, aquí también impera la lógica. Si tienes 40 años no quieras salir a correr con la hija de la vecina que tiene 20, porque lo único que harás es poner tu organismo en peligro. No sólo eso, sino que a igualdad de edad, hay que discernir entra cada persona por su peso, sus hábitos, su alimentación, costumbres, etc.

La gente se mete en un gimnasio y ¡¡hala¡¡¡ a hacer ejercicios como las demás sin saber si es bueno, sin haber personalizado mis necesidades, sin haber PENSADO...

A lo mejor no necesito hacer press de banca, porque mis muslos ya son fuertes y densos. ¿Porque me mandan a hacerlo si no lo necesito?

A lo mejor correr en cinta no es bueno, porque soy fumadora y estoy obligando a mi organismo a trabajar a un ritmo cardíaco superior a las demás...

Y luego nos sorprendemos porque Pepita adelgaza y yo no. Pues es sencillo, porque Pepita no es como tú, y tus necesidades de ejercicio físico son otras.

Claro, que pensaréis que necesitáis un entrenador personal, ¿verdad? Pues no.

En realidad, cada una puede saber que debe hacer que sea bueno para su objetivo que no es otro que adelgazar.

Más. Masajes. A ver, aquí, aunque no todas las celulitis, o gorduras son iguales, todas podemos hacernos masajes. Ya os he dicho otras veces que si tenemos alguien que nos lo haga mejor que mejor. Lo ideal es una amiga con las mismas necesidades que nosotras. La opción marido, amigo, novio, no suele funcionar, la verdad, o se aburren enseguida, o....ya entendéis.

Eso sí, el masaje es fundamental. Ya hablamos de lo que hay que hacer, y como hacerlo. Es muy importante. Y recordar, siempre después del ejercicio. El efecto es mil veces mejor. Primero, las friegas en la ducha y luego el masaje al acostarse. Bueno, no voy a repetirme, que ya hemos hablado sobre ello.

Cremas. Lo más importante que en una solo crema tengamos todas las propiedades, por lo que nos ahorraremos mucho dinero al no necesitar una hidratante, otra reafirmante, otra circulatoria, otra, efecto frío, otra adelgazante y otra contra la celulitis…

Y por último. La constancia. Amigas mías es lo más importante. Si hoy no hago ejercicio, pierdo cuatro días. Si no hago masaje mi piel retrocede una semana, y si hoy no echo crema necesitaré varios días para volver donde estaba.

Para que lo entendáis. Si hoy me como un bocadillo de chorizo frito, media tableta de chocolate y remato con media docena de pasteles,…claro que lo sabéis: los siguientes días hay que recuperar y nos los pasamos a pan y agua.

Así que ya sabéis, constancia y trabajo. Los resultados llegan.

Como comer en las fiestas y no engordar...

Vamos a tratar brevemente un aspecto que nos preocupa a todas. Como comer para no engordar en la fiestas de Navidad, por ejemplo.

Además, en estas fiestas se junta que comemos mucho más, con que hacemos mucho menos ejercicio, ya que estamos toda la familia junta y solemos pasar unos días más hogareños y con menos actividad.

Lo primero de todo es olvidarnos de controlar lo que comemos en los días señalados, es decir noche buena, navidad, noche vieja, reyes...

No nos vamos a absesionar. Vamos a comer de todo, pero con mesura. Comeremos turrón, dulces, etc., pero con moderación. Sabiendo que podemos comer de todo, no tendremos la ansiedad que solemos pasar en estas fiestas por nuestra línea.

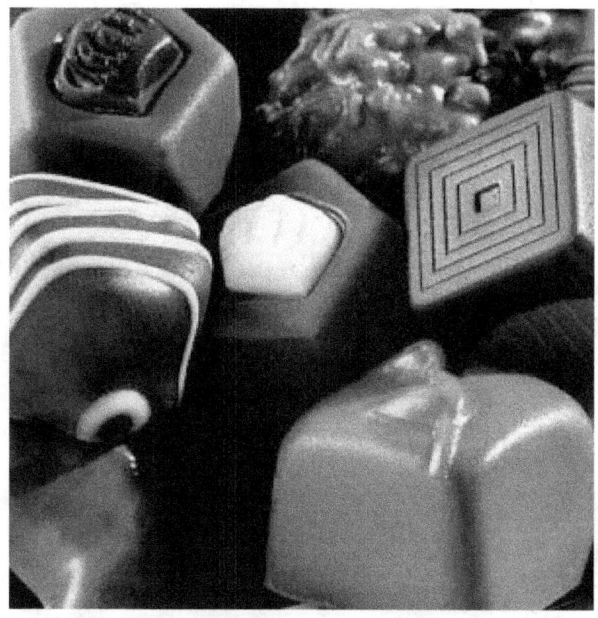

Nuestra perdición en las fiestas...

Ahora viene lo importante. Justo a los días siguientes, es cuando debemos obligar a nuestro organismo a eliminar el exceso que hemos ingerido. En estas fechas es ideal invitar a nuestros familiares a dar un paseo por la ciudad a ver escaparates, admirar los adornos de las calles, etc.

Ese día después, si debemos comer más ligero, beber más agua de lo normal y salir a pasear. Esa es la clave. Nuestro cuerpo, no habrá tenido tiempo a almacenar todo el sobrante de alimento que hemos ingerido y lo eliminará de nuestro cuerpo.

Recordarlo, el día después es el más importante.

Otro aspecto importante, en lo referente a adelgazar las piernas, es que a pesar de ser días especiales, no debemos olvidar la ducha nocturna y el masaje posterior. Es fundamental hacerlo estos días. Esto reactivará nuestra sangre y circulación, ayudando a eliminar los excesos que hemos cometido.

Antes de acostarse beber un buen vaso de agua también nos ayudará.

También podemos tener en cuenta la existencia de dulces, turrones y demás bajos en calorías, o sin azúcar. Es cierto que quizá no sepan igual, pero son perfectos sustitutivos.

También debéis tenerlo en cuenta.

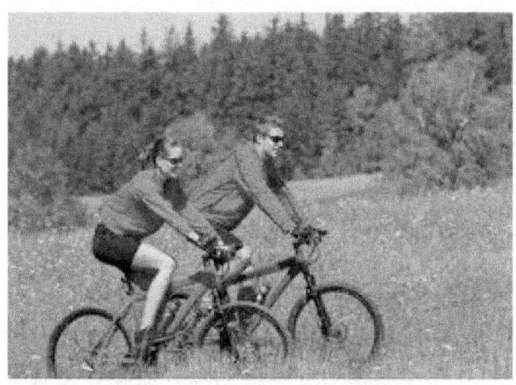

Realicemos ejercicio....

Y por último, actividad. Mucha actividad. Las reuniones familiares suelen ser muy caseras, pero debemos promover actividades, excursiones, visitas, rutas, lo que sea, con tal de no estar demasiado tiempo paradas. Todo lo que hagamos que no sea tener el trasero en el sofá, será de mucha utilidad. Además ayudará a nuestras piernas a fortalecerse y reafirmarse.

En definitiva amigas, que no importa que comamos un poco de más en estos días señalados si lo compensamos con un poco más de actividad.

Esa es la clave, que en realidad es la base general para no engordar.

Recordar lo que os he dicho muchas veces. Lo comido debe ser igual a lo gastado para no engordar.

Adelgazar las piernas…y los glúteos.

Ahora voy a explicaros un ejercicio nuevo.

 Es un ejercicio que nos ayudará a estilizar nuestras piernas, pero que además está especialmente indicado a adelgazar, tornear y endurecer nuestros glúteos.

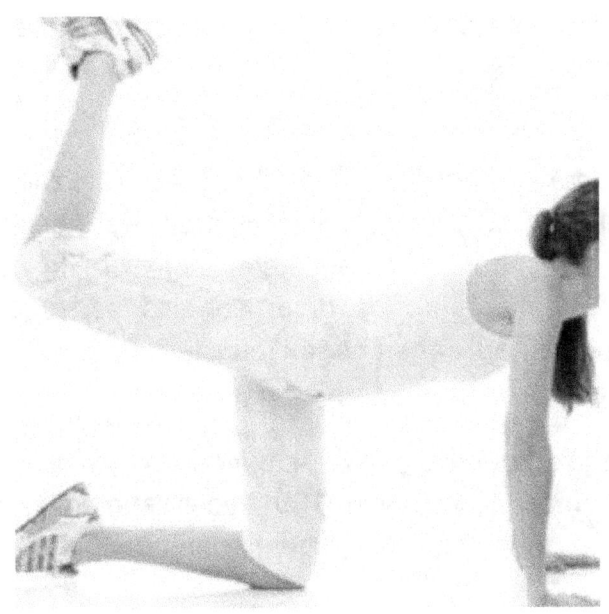

Ejercicio 1 para piernas y glúteos.

Es sencillo y es el primero de los que os iré mostrando orientado a mejorar nuestro trasero, algo que debemos y queremos tener con un aspecto genial, y más si vamos adelgazando nuestras piernas.

Nos colocamos de rodillas, con las palmas de la mano apoyadas en el suelo, y solamente debemos de levantar la pierna hacia arriba tal y como podéis ver en la fotografía.

Es un ejercicio sencillo y básico. Lo podréis encontrar en cualquier manual de gimnasia.

Lógicamente iremos avanzando en dificultad y eficacia. Pero poco a poco...

Lo más importante a la hora de realizar un ejercicio, no es este en si. Habréis visto cientos de webs donde ponen ejercicios. Pero lo más importante como os digo, son las series que debemos aplicar en cada ejercicio.

Vamos, que si nos ponemos de rodillas y hacemos el ejercicio 100 veces seguidas, no lograremos nada, únicamente cansarnos.

Hay que ser muy metódico. Series de 10-15 repeticiones según vuestra condición física.

¿Cómo?

Tomar nota.

Para empezar, las primeras 2 semanas, 3 series de 10-15 repeticiones con cada pierna, alternándolas.

Importante: Entre cada serie, dejar al menos 1 o 2 minutos de descanso.

En las semanas posteriores, iremos aumentando las series a 5 las dos siguientes semanas y hasta un máximo de 10 en las siguientes semanas.

Un aspecto importante. Como siempre os digo, hay que ser constante. Si hoy hacemos 5 series y al día siguiente ninguna habremos perdido todo lo ganado, y pensar que los resultados empiezan a verse a los 2 o 3 meses.

Con respecto a esto, si hoy hacéis este ejercicio, mañana hay que realizar otro, para que los músculos tengan descanso y puedan recuperarse, al menos de principio.

Más adelante podremos hacerlo todos los días, pero de principio, no abuséis de vuestro cuerpo, porque puede ser hasta perjudicial.

Eso si, sea cual sea vuestro nivel, siempre hay que dejar al menos un día de descanso semanal "TOTAL", o sea no hacer nada y comer ligero. El cuerpo necesita recuperar y descansar.

Bueno, pues ya sabéis a trabajar. Ya hemos hablado y explicado varios ejercicios, rutinas y demás. Plantearos el objetivo de este verano, donde podréis lucir unas piernas y un pompis maravillosos. Eso os motivará.

¿¿¿Adelgazar las piernas en horas???

Hay decenas de anuncios donde aseguran que podéis adelgazar vuestras piernas en horas, e incluso en algunas webs dicen que en 10 minutos.

Madre mía...Espero que no os dejéis engañar por estas cosas. Yo he tardado como sabéis años en conseguirlo, y he tardado tanto en parte por culpa de estas cosas que al final solo consiguieron que perdiera el tiempo y muchas veces el dinero.

Es IMPOSIBLE adelgazar las piernas en horas.

Repito: IMPOSIBLE.

Lo que sucede, es que cuando hacemos un ejercicio intenso durante un período corto de tiempo, eliminamos de forma rápida agua y toxinas. Eso se traduce en un adelgazamiento temporal. O sea que bajamos de peso, pero sólo momentáneamente. Nuestro cuerpo entra en déficit de energía y necesita recuperarse rápidamente a riesgo de sufrir un grave problema.

Por eso, es necesario en estos casos, beber

agua abundantemente y a poder ser sales minerales para recuperarnos.

Lo habréis escuchado muchas veces, cuando hablan de deportistas élite, como ciclistas o futbolistas. Pueden perder varios kilos en un partido, incluso 6 o 7 kilos.

Claro, después de 250 km pedaleando, el cuerpo suda, gasta, expulsa etc.

Pero debemos recuperar muy rápido esa pérdida o sufriremos un colapso.

Todos estos deportistas, al acabar la jornada, cenan copiosamente alimentos que les ayudan a recuperarse, y en unas horas, vuelven a su peso original.

Imaginaros sino, un ciclista que corre el Tour de Francia. Si adelgazara realmente varios kilos cada día, al acabar la prueba sería un puro esqueleto.

¿No es lógico?

Pues tenerlo claro. Simplemente es una eliminación de sudor, agua y toxinas. Por eso, ante la báscula, bajamos de peso, pero una simple botellita de agua, comer algo y descansar, nos devolverá a nuestro peso original.

No, amigas, no hay milagros. Ojalá los hubiera. Por eso, un consejo. Desconfiar de las webs que os prometan resultados milagrosos, rápidos o sin esfuerzos de ningún tipo. Todo cuesta, lleva tiempo y hay que ir poco a poco.

Plan anti celulítico para el verano.

Una buena idea como ya comenté es planificar y organizar nuestra lucha contra la celulitis, con vistas al verano. Es una buena manera de fijarnos un objetivo concreto para así tener una meta por la que luchar.

Es importante ser realistas en nuestras metas.

No podemos pretender alcanzar metas que no podemos conseguir, ni tampoco llevadas por la euforia, querer hacer más de lo que luego vamos a hacer en realidad.

Vamos a centrar nuestra lucha en tres frentes principalmente.

En primer lugar, vamos a organizar una tabla de ejercicios específicos, que estaremos seguras de poder realizar cada día, algo que suponga un esfuerzo que podamos enfrentarnos a él.

En segundo lugar, vamos también a preparar una variación en nuestra dieta, que estemos seguras de poder llevar a cabo.

Y en tercer lugar, vamos a buscar el momento adecuado cada día para realizarnos un masaje adecuado, con una crema específica moldeadora y reductora.

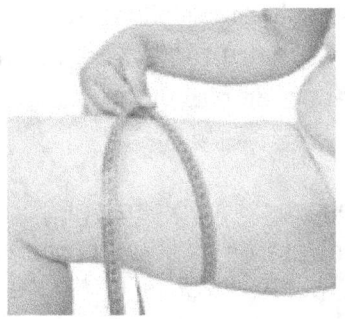

Objetivo: Reducir...

Estos tres frentes, constituyen nuestro objetivo.

Seguro que así de repente, os parece sencillo y fácil de seguir, pero os he pedido que no seáis muy exigentes con vosotras mismas, porque llegarán días en que no nos apetezca hacer los ejercicios, o días que tengamos más apetito del normal, o que no nos apetezca llenarnos de crema y darnos un masaje.

Por eso, los objetivos tienen que ser realistas. Y os aconsejo tener siempre en mente lo que queréis conseguir. Llegar al verano con unas piernas mucho más bonitas y estilizadas para poder lucirlas sin problemas.

Cada una debe de crear su propio planning.

Esto es muy importante. Y ¿porqué lo es?

Pues porque cada una somos distintas a las demás. No sólo nuestro cuerpo y nuestras piernas, sino nuestra fuerza de voluntad, nuestro tiempo y nuestra disposición.

Lo ideal es usar un papel donde iremos escribiendo nuestros pasos y progresos.

Es importante, aunque no lo parezca. Al tener un papel delante de nosotras cada día, esto nos obliga a trabajar, nos evita olvidarnos de lo que tenemos que hacer y sobre todo nos ayuda a evitar que "se nos pase" lo que habíamos planificado.

Pues en primer lugar, debemos seleccionar, como digo con realismo, lo que vamos a hacer. Y para ello nada mejor que escribirlo.

Vamos a realizar un ejemplo.

En nuestro papel, escribimos en la parte superior, que vamos a realizar de cada uno de los tres pasos.

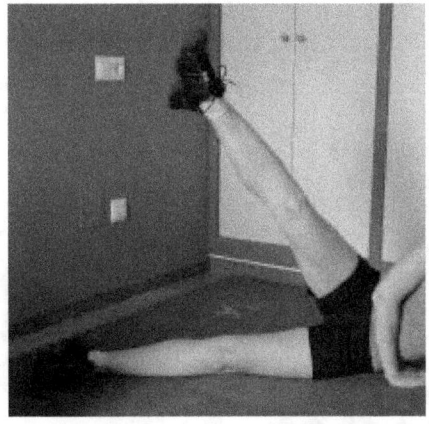

Ejercicio

Ejercicios. Escogemos 5 ejercicios. Podéis buscarlos en nuestro en anteriores capítulos.

Asimismo, escogeremos donde y cuando vamos a realizarlos cada día. Si vamos a hacer bicicleta o correr, también lo apuntaremos.

Y no olvidéis añadir alguna de las rutinas caseras que hemos visto, como la rutina de subir escaleras, o caminar de puntillas.

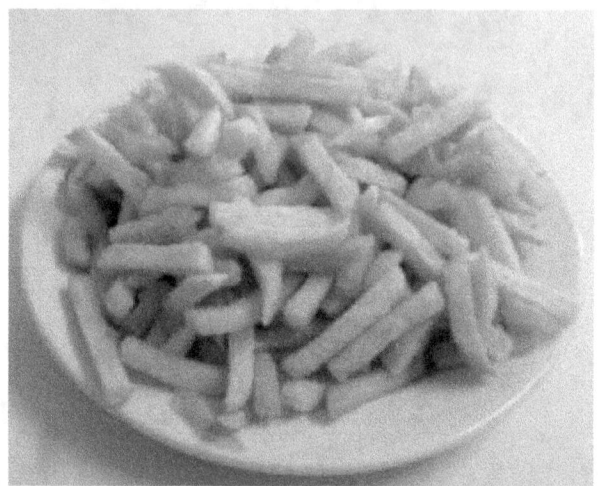

Eliminar alimentos perjudiciales

Dieta. Lo ideal sería una dieta planificada y estricta. Pero de momento, vamos a conformarnos, con eliminar al menos 3 alimentos de los que sabemos que nos perjudican, comprometiéndonos a no ingerirlos en estos meses. También vamos a añadir al menos 2 litros de agua diarias.

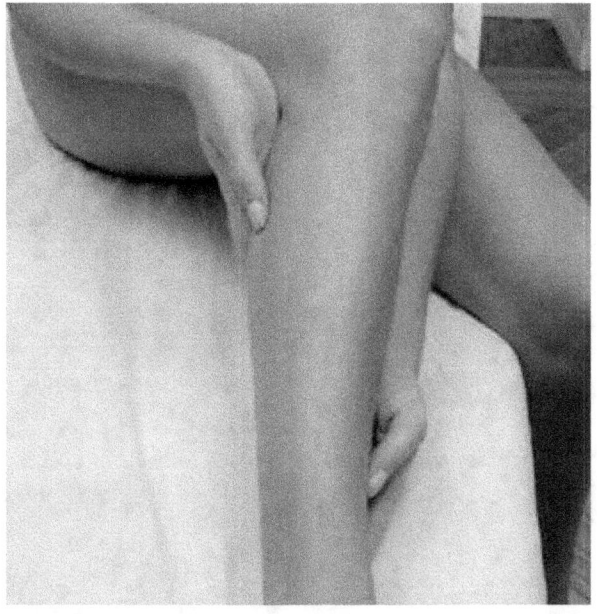

Automasaje

Masaje. Aquí es más sencillo. Nuestra hora será justo antes de acostarnos. Nos daremos una ducha. Mientras nos duchamos, daremos unas friegas a nuestras piernas, con una esponja fuerte, para estimular la zona.

A continuación, nos sentaremos en la cama, usaremos nuestra crema, esto es fundamental. Ya hemos hablado mucho sobre las cremas.

Que sea moldeadora y reductora y que estimule la circulación sería ideal. Sino, ya hemos hablado de ello...

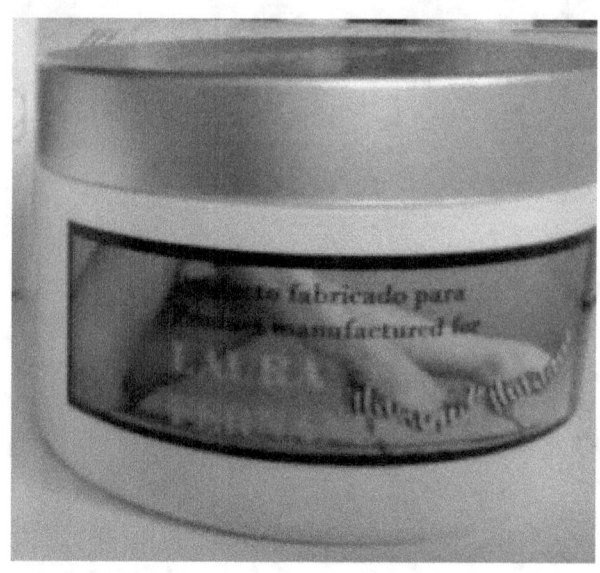

Una buena crema

Bueno, pues ya tenemos el trabajo a realizar. Ahora, en el mismo papel, abajo o por la parte de atrás, trazamos la típica cuadrícula para cada día de la semana, y para cada mes. Podéis hacerlo lo específico que queráis, dividiendo cada día para cada cosa que hagáis, o simplemente dejando espacio para poner una cruz que señale que hemos cumplido el objetivo.

Hacerlo a vuestro gusto.

Por último, en la parte inferior, vamos a escribir

bien grande lo siguiente: "NO ME RENDIRE. DENTRO DE 4 MESES TENDRE MI PREMIO"

Parece una tontería, lo se. Pero ayuda y es estimulante. Os lo digo por experiencia. En mi época más aplicada, tenía la casa llena de papeles por todos los lados que me ayudaban a luchar y seguir trabajando.

Y ahora algo muy importante. Es básico que contéis con la colaboración de las demás personas de la casa. Que sepan que vuestro objetivo es sagrado para vosotras y que el tiempo que necesitáis es importante que no os molesten.

Ya tenemos el punto de partida. Recordar. Ser realistas.

Adelgazar piernas Plan Verano. Primer apartado: Ejercicio...

Tal y como hemos comentado en el anterior capítulo, vamos a ir desglosando los tres pasos que debemos plantearnos para el próximo verano poder tener las piernas más delgadas y esbeltas.

El primer paso lo habíamos centrado en el apartado del ejercicio físico, y aquí vamos a englobar tanto el ejercicio puro y duro como las rutinas domésticas de las que también hemos tratado en el libro.

Pues bien, vamos allá.

Como no se trata de matarse en un gimnasio, sino de realizar ejercicio de forma moderada, pero eso sí, constante, vamos a escoger un mínimo de tres ejercicios que debemos realizar de lunes a sábado, dejando el domingo para descansar.

Dentro de estos cinco ejercicios, vamos a incluir como digo tanto gimnasia como rutinas.

En las fotografías que os muestro a continuación, tenéis algunos de los ejercicios que podéis elegir.

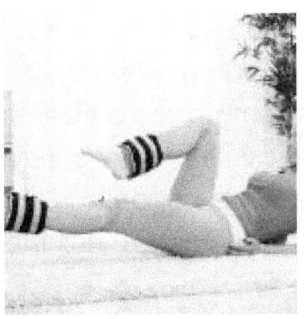

Ejercicio 1

Este primer ejercicio es muy importante. Nos ayuda a mejorar la circulación, y a tonificar y fortalecer la musculatura de nuestras piernas, pero no desarrollarla. Además también es bueno para nuestros glúteos.

Como y cuando hacerlo. La mejor hora es por la mañana. Nuestro organismo esta descansado después de la noche. Es uno de los grandes errores, acudir al gimnasio por las tardes, aunque se que la mayoría de las veces es por problemas de horarios, lógicamente.

El ejercicio es sencillo. En la posición que veis, hacemos movimiento de bicicleta, pero con las piernas en el aire. Haremos 10 pedaladas con cada pie, o sea que haremos ciclos de 20, una vez izquierda y otra derecha.

Una vez realizado, descansamos 30 segundos bebemos un sorbito de agua y repetimos. Tenemos que empezar realizando 5 series. A medida que nos vayamos encontrando a gusto y no nos cansemos, podemos ir subiendo el número de series hasta un máximo de 10.

Segundo ejercicio.

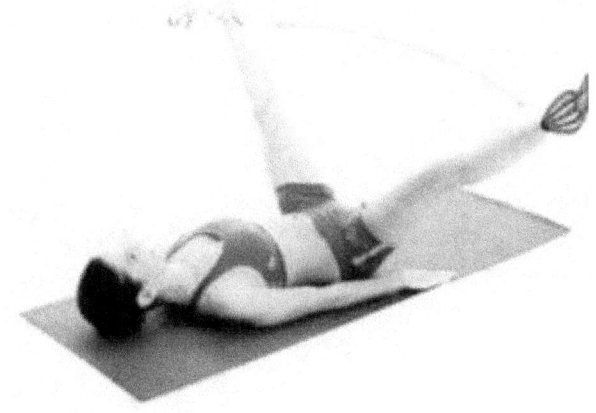

Ejercicio 2

Este ejercicio es sencillo de realizar. Tumbada de espalda, consiste en levantar las piernas formando un ángulo de 90° y abrir las piernas hasta el máximo que podamos. Es importante no hacerlo de una forma rápida sino lenta, progresiva y suave.

Haremos igual que en el ejercicio 1 en lo referente a las series y repeticiones. Importante es descansar entre cada ejercicio al menos 3 minutos y beber agua.

Pasamos al ejercicio 3.

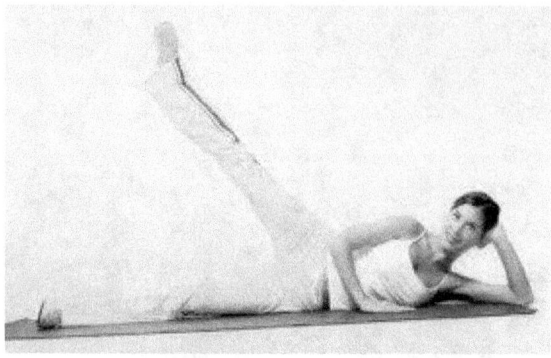

Ejercicio 3

Este ejercicio es uno de los clásicos.

Recostadas de lado, apoyando la cabeza en el brazo, levantamos la pierna lateralmente hasta donde podamos. Ojo con esto. Lateralmente.

Es fácil que nos desviemos echándonos para atrás y de esta forma no levantamos la pierna lateralmente. Fijaros bien. Igual que en el ejercicio anterior, hacerlo con movimientos lentos y suaves.

Aquí, en realidad haremos dos ejercicios en uno, porque hay que hacer las mismas repeticiones y series para cada pierna. Ojo con esto.

Ejercicio 4

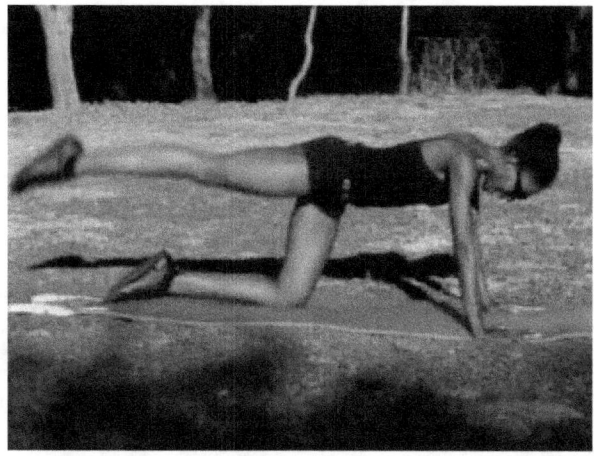

Ejercicio 4

Este ejercicio es sencillo. Nos ponemos de rodillas apoyando las manos en el suelo.

Sólo tenemos que estirar la pierna hasta atrás, hasta ponerla paralela al suelo y mantenerla ahí 3 segundos.

Hacemos las mismas repeticiones y series que en los ejercicios anteriores, recordando que debemos beber entre cada serie un poco de agua y descansar unos segundos. Al final de cada ejercicio descansamos varios minutos.

Ejercicio 5

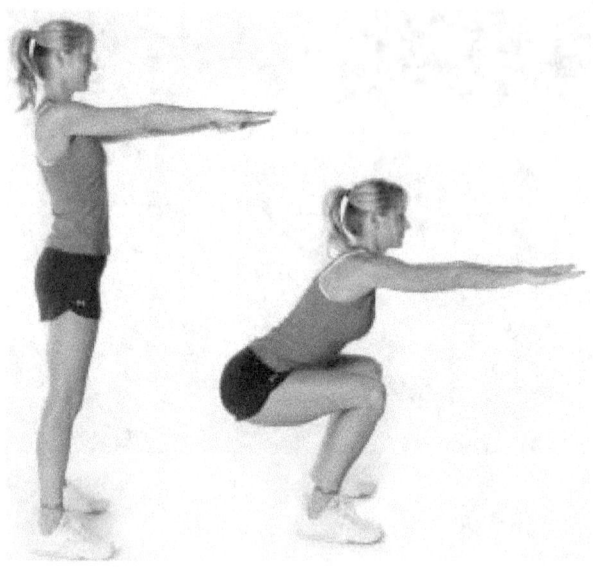

Ejercicio 5

Este ejercicio se llama sentadilla. Es sencillo pero cansado, ya lo veréis. Fijaros en la posición inicial y en la posición final. Ese es el recorrido que debéis de hacer. Aquí es aún más importante la lentitud en la ejecución del ejercicio.

Este ejercicio es uno de los más beneficiosos para nuestras piernas y para nuestros glúteos.

Bueno, pues todos estos ejercicios no os llevarán más de una hora diaria, incluso menos.

Se que se hace una montaña ante los ojos de la

que no estáis acostumbradas a realizarlos, pero os aseguro que una vez que os acostumbráis, os encantará hacerlos, incluso no podréis pasar sin ellos.

Es muy importante el aspecto mental para no desfallecer. Podéis mentalizaros como queráis y buscar la motivación de la forma que prefiráis.

Conozco una amiga que en el lugar donde realizaba los ejercicios, coloco en la pared una foto de sus piernas y otra de unas piernas esbeltas. Eso la motivaba para seguir, para no rendirse y para esforzarse en el trabajo diario.

Es importante que intentéis realizarlo siempre a la misma hora, de esta manera acostumbramos a nuestro cuerpo al trabajo.

Y otra cosa importante: no queráis hacer más de lo que podéis. Al final os cansaréis y os desanimaréis.

Plan verano. ¿Caminar, correr o bicicleta?

Vamos a complementar el último capítulo sobre los ejercicios que vamos a hacer para el próximo verano.

Sois muchas las que me preguntáis, sobre si es bueno caminar, o correr, o si es mejor hacer bicicleta. Ya lo hemos hablado.

Vamos por partes. Son ejercicios completamente diferentes. Andar o correr es distinto, pero aún lo son más que andar en bicicleta.

Básicamente desarrollan y utilizan diferentes músculos o para matizar más lo hacen de forma diferente.

Como siempre os digo, solo tenemos que fijarnos en las piernas que tienen las atletas que se decidan a estos deportes.

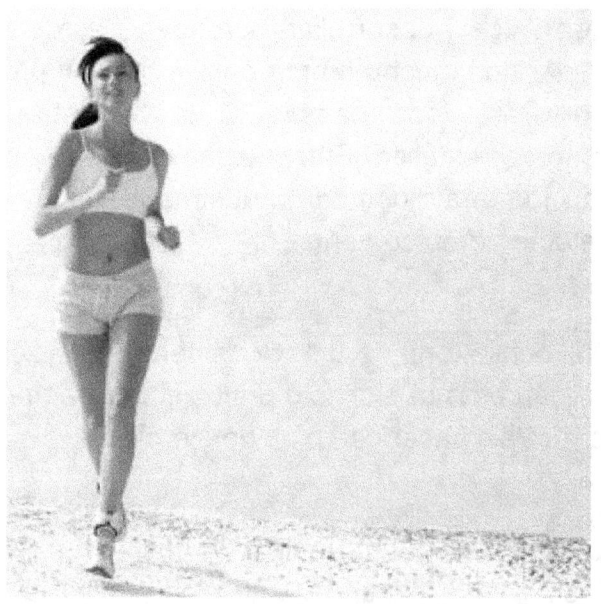

Correr, un ejercicio ideal

Las ciclistas desarrollan sobremanera los muslos en anchura y las pantorrillas. Las corredoras, excepto las velocistas, desarrollan músculos más largos y estilizados.

Basándonos en esto para tener unas bonitas piernas, parece más indicado andar o correr que la bicicleta. Ojo, que no estamos hablando no tratando el bienestar que nos produzca a efecto de salud, sino el efecto de cambio físico que nos proporciona.

Ahora bien, todo tiene explicación. Las ciclistas

tienen que desarrollar grandes esfuerzos, empujar con mucha fuerza para mover su propio peso. Pero todo cambia si la bicicleta que usamos es estática. Entonces se convierte en un ejercicio maravilloso para nuestras piernas y con un efecto aeróbico genial.

Es mi consejo número 1. Considero a la bicicleta estática como el ejercicio principal para aquellas que queráis hacer ese plus de ejercicio.

Eso si, la bicicleta normal, yo la deshecho. Es un esfuerzo muy grande para la mayoría de nosotras. Además es muy difícil encontrar terrenos llanos y sencillos, donde no haya cuestas si terrenos que nos obliguen a realizar sobreesfuerzos.

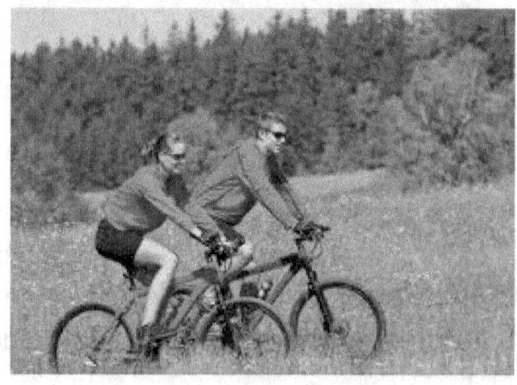

Bicicleta

Si tenéis un sitio donde poder hacerla de forma suave y regular, entonces sí. Una pista atletismo, por ejemplo sería un buen sitio.

Ahora tratemos el tema de andar y correr. Básicamente son similares, aunque con diferentes exigencias lógicamente.

También depende de nuestro estado físico y nuestra edad.

Andar es fantástico para nuestra salud y para nuestras piernas. Pero eso si, no sirve con ir hasta la esquina y volver. El ejercicio que hacemos al andar debe de ser largo, continuo y homogéneo.

Al menos una hora. El ritmo debe de ser alto, pero sin que nos ahogue o veamos que nos cuesta hacerlo. Tendremos que caminar alegremente sin pausas y teniendo la precaución de beber cada poco para ir dándole a nuestro cuerpo la "gasolina" que va consumiendo.

Correr. Hay que tener cuidado. Si, porque tendemos a correr mucho más rápido de lo que debemos de hacer. Tenemos que hacer "carrera lenta", suave y sin forzar. Sobretodo si somos novatas en ello. Para que os hagáis una idea, lo ideal es que cuando vais corriendo seáis capaces de hablar más o menos con normalidad. Si notáis que os ahogáis, que os mareáis, que os duele la cabeza, etc., estamos haciendo más de lo que podemos.

Ya sé que muchas corréis con asiduidad y no tenéis problemas en esto. Adelante. Pero muchas no habéis corrido nunca y por eso os hablo de todas estas precauciones.

Bueno, resumiendo. Yo aconsejo como primera alternativa la bici estática. Es cómodo, sencillo y podremos hidratarnos más fácil que corriendo.

Andar es una excelente alternativa para aquellas que vivís en climas buenos y que tenéis sitio para ello. Pero recordar, tendremos que dedicar bastante tiempo a ello para obtener resultados.

Para correr, hay que tener una forma física buena que nos permita hacerlo y no todas podemos.

Importante en todos los casos hidratarse, beber a menudo y descansar si vemos que la fatiga nos llega. No os hagáis las heroínas que eso nunca sale bien, os lo aseguro.

Bueno amigas, pues si compaginamos alguno de estos ejercicios, con las series de ejercicios que ya vimos en la anterior entrada, estaremos avanzando en nuestro objetivo de mejorar el aspecto de nuestras piernas para este verano.

Plan verano. Resumiendo. Las rutinas caseras para adelgazar las piernas.

Vamos volver a tratar un tema que considero de los más importantes para lograr el objetivo de tener unas bonitas piernas de cara al verano que viene.

Ya os he dicho muchas veces, que no es imprescindible matarnos en un gimnasio para ir mejorando nuestras piernas.

Los cambios en nuestra rutina diaria tienen más resultado del que podéis imaginaros. Todo es así en la vida. Parece claro que si cada día de nuestra vida comemos dos trozos de carne, y de repente dejamos un par de días a la semana comiendo solo uno, eso tendrá repercusión en nuestro cuerpo. ¿Porque?

Porque estamos modificando la rutina a la que teníamos acostumbrado a nuestro cuerpo.

Por ello, y basándonos en ese principio podemos sacar mucho partido de ello y hoy vamos a verlo.

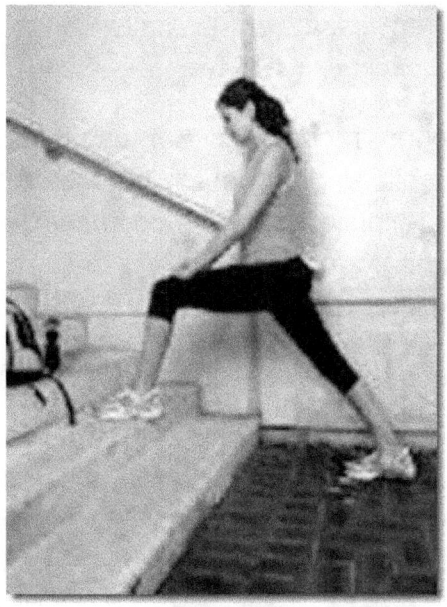

Escoge tus rutinas...

Nos pasamos muchas horas al día realizando diversas actividades inevitables en nuestro quehacer, que podemos aprovechar para cambiar un poco las costumbres a las que nuestro cuerpo esta habituado.

Empecemos. Voy a mostraros varios ejemplos, pero seguro que vosotras podéis añadir muchos más adaptando a vuestras costumbre personales.

Vayamos con el primer ejemplo. Escaleras. Si, amigas, todas tenemos que subir escaleras a menudo, en casa, en la calle, en todas las partes.

Bueno, pues recordando un capítulo anterior, vamos a aplicarnos en subir las escaleras como habíamos explicado. Poniendo medio pie sobre el peldaño e impulsar desde ahí, casi como si las subiéramos de puntillas.

Si hacemos esto cada día estaremos haciendo un ejercicio muy beneficioso para nuestras piernas.

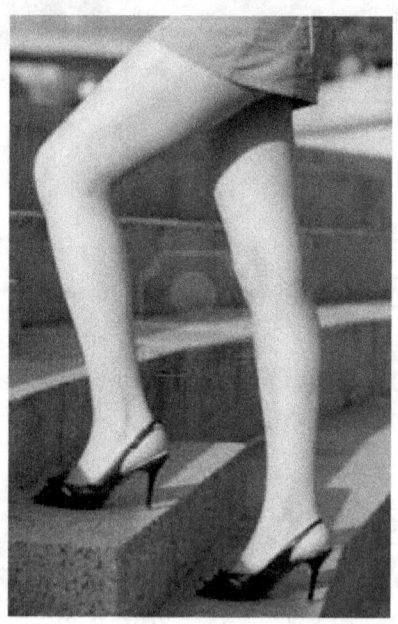

Subir escaleras te ayudará...

Otro ejemplo. Media tarde. Nos recostamos en el sofá para ver nuestra serie favorita o una buena película. Bien, pues nos recostamos de lado, y levantamos la pierna hacia arriba. Lo haremos de vez en cuando, que no suponga un esfuerzo demasiado grande, pero que obligue a nuestro cuerpo a notar la diferencia.

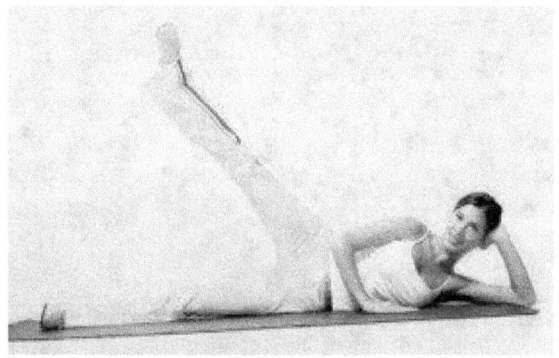

Otro ejercicio...

Más ejemplos. ¿Cuantas veces nos agachamos al cabo del día? ¿Muchas, verdad? Bueno, pues vamos a hacerlo bien. En vez de agacharnos doblando la cintura, lo haremos flexionando las piernas, bajando nuestro torso mucho más vertical. Además nuestra espalda lo agradecerá.

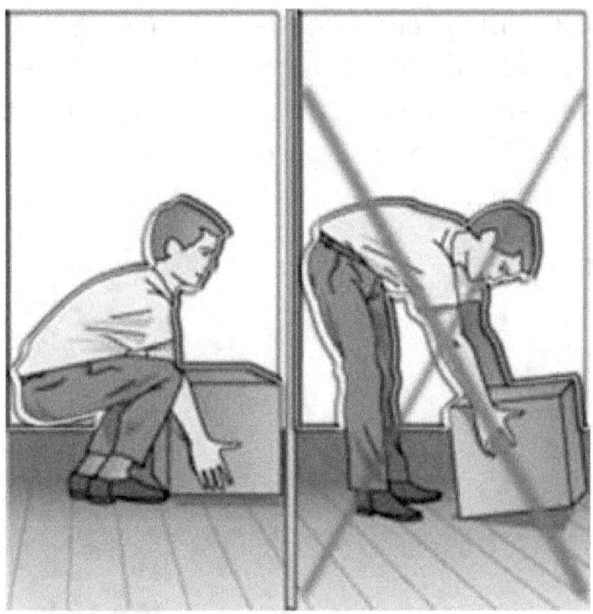

Agáchate correctamente...

Otro ejemplo. Si estamos barriendo la casa, intentar hacerlo lo más posible apoyadas sobre una sola pierna, alternándolas. No se trata de hacer equilibrismos, pero si de forzar un poco nuestras piernas.

Otra idea que yo he aplicado muchas veces.

He escogido una ruta determinada. Por ejemplo, el camino que separa la cocina del salón.

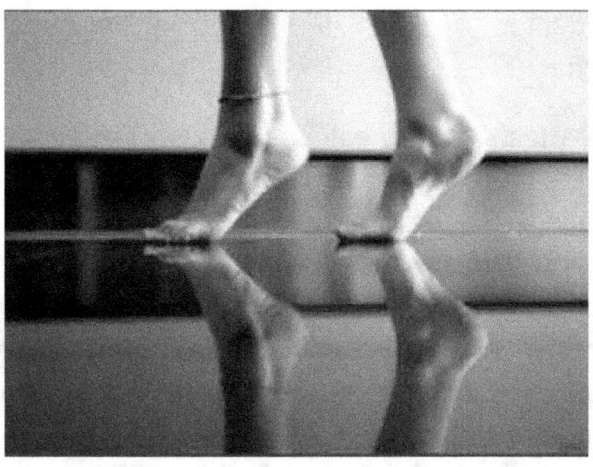

Caminar de puntillas...

Bien, pues siempre que realizo ese trayecto, lo hago de puntillas, de manera que estoy añadiendo un nuevo trabajo a mis piernas, en un proceso que tengo que realizar de todas maneras. Así no perdemos tiempo y trabajamos mientras seguimos con nuestra rutina diaria.

Como veis, hay muchas rutinas que podéis ir adaptando a vuestros quehaceres diarios, que no suponen tiempo ni demasiado esfuerzo y que os aseguro que notaréis los resultados.

Dos últimos consejos. Cuando estéis tumbadas descansando, colocar algo debajo de los pies, para que las piernas se alcen un poco. Esto ayuda a que la sangre retorne más fácilmente y ayudamos a bajar la hinchazón de nuestras piernas.

Otro más. Cuando estéis paradas, bien sentadas o echadas, también podéis hacer un ejercicio estático. Se trata de apretar las piernas, los muslos y las pantorrillas y aguantar apretando unos segundos. Paráis y repetís varias veces. También podéis hacerlo apretando los glúteos. Estos ejercicios tienen un resultado muy bueno. Lo notaréis.

Pero no olvidéis que los resultados no llegan de un día para otro. Hay que ser constante, trabajar cada día y los resultados llegarán al cabo de varias semanas. No desfallezcáis.

Tener siempre en la cabeza lo guapas que vais a estar este verano. Y en como podréis lucir vuestras piernas. Tenerlo siempre en la mente. Os ayudara a no rendiros. Animo y adelante.

Plan verano. Recuerda como darnos un masaje en las piernas

Voy a recordaros como tenéis que hacer para daros un masaje a vosotras mismas.

Quede claro que lo ideal es que sea otra persona la que nos de el masaje, de manera que nosotras podamos estar relajadas y recibir el masaje con tranquilidad.

Como eso en la mayoría de los casos no es posible, pues tendremos que arreglarnos nosotras mismas.

En primer lugar vamos a hablar de cuando es conveniente hacernos ese masaje. A que hora tenemos que hacerlo.

Si estamos haciendo nuestros ejercicios diariamente, nuestras rutinas, y además caminamos o hacemos bicicleta, al final del día nuestras piernas estarán cansadas y necesitan recuperarse.

Bueno, pues lo ideal, es primero darse una ducha relajante. No importa que nos hayamos duchado antes. Es importante, porque el agua hidrata nuestra piel y la prepara a recibir el tratamiento.

En la ducha, tenemos que darnos unas ligeras friegas en las zonas más conflictivas, donde tengamos más celulitis, o donde tengamos más problemas de acumulación de grasas.

Bueno, pues una vez hecho esto, podemos sentarnos en la cama, en una postura cómoda.

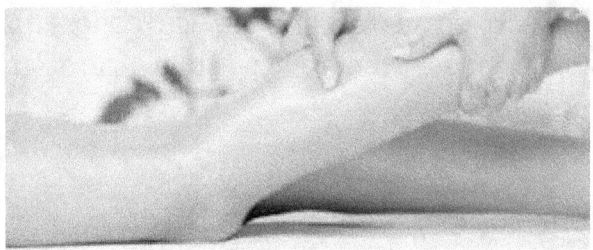

Presionar...

Y empezaremos el masaje. Vamos a comenzar dividiendo la pierna en dos partes, desde la rodilla hacia abajo y hacia arriba.

Primero actuaremos sobre una parte y luego sobre la otra.

El proceso es el mismo en ambos casos. Primero iremos presionando nuestra piel poco a poco. Usaremos las puntas de los dedos.

Tenemos que hacerlo como si diéramos pequeños y suaves golpes, a la vez que presionamos hacia abajo, hacia el interior. El objetivo de esto es estimular las capas inferiores de la piel.

A continuación repetiremos sobre cada centímetro de nuestra piel movimientos circulares pequeños, presionando con firmeza.

Pues bien, vamos haciendo pequeños círculos aplicando abundante crema, hasta que se absorba por completo.

Para cada círculo que hagamos usamos un poco de crema nueva.

Bueno, y una vez realizado este paso, pasamos al último. Este es más sencillo. Se trata de con las puntas de los dedos, o mejor dicho, con la yema de los dedos, hacer una recorrido desde el tobillo hasta la rodilla, presionando con los dedos. Hacemos esto unas 20 o 25 veces. Es importante que el movimiento sea siempre de abajo hacia arriba, para facilitar el retorno de la sangre.

Hacemos lo mismo con la parte de los muslos.

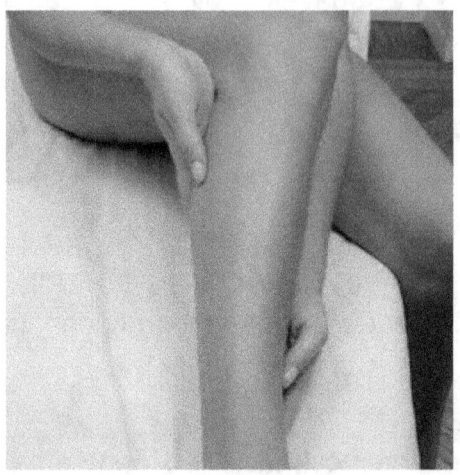

De abajo a arriba

Bueno, pues ya hemos terminado. Una vez realizado esto, aplicamos una buena crema reafirmante y recuperadora.

Esto lo haremos con toda la mano, de forma suave, extendiendo la crema hasta que sea absorbida.

Por último, es conveniente, tumbarse en la cama y colocar un cojín bajos los pies un buen rato, para evitar acumulación de la sangre y facilitar la circulación.

Recordar amigas. Constancia. Se que es pesado. Se que nos quitará media hora cada día. Pero de verdad que merece la pena y al cabo de algunas semanas empezaréis a ver los resultados.

Animo y adelante, que el verano llegará pronto y nos encantará enseñar nuestras bonitas piernas.

Plan verano. Lo que no debemos hacer...

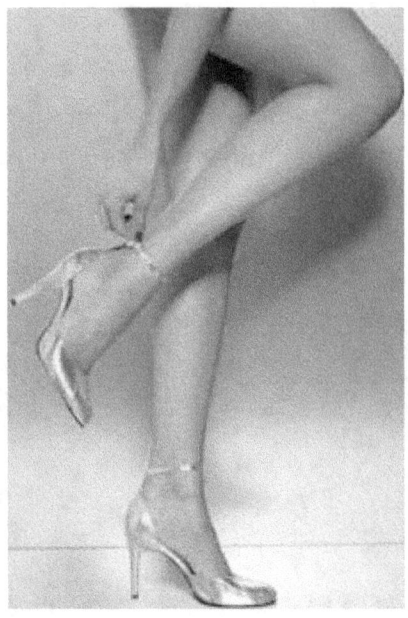

Paso a paso...

Si os entran las prisas.... tranquilas. Eso es lo que no debemos hacer. Nuestro organismo tarda mucho en habituarse a los cambios de las rutinas a las que les sometemos.

Por eso si ahora nos pasamos demasiado en nuestro proceso, quizá los resultados no sean los esperados y os desaniméis.

Ya os comente que esto es un proceso lento, pero que debe de ser así para que los resultados sean efectivos y permanentes.

Por eso os aconsejo que sigáis con todas las rutinas que nos hemos planteado al principio. Podéis aumentar un poquito la intensidad de los ejercicios, ajustar un poco más la dieta y si queréis aumentar un poco la intensidad y duración de los masajes con la crema. Pero hacerlo con moderación, sin cambios bruscos, ¿ok?

Epílogo

Bueno amigas. Aquí terminamos. Como os dije, este libro trata de ayudaros a mejorar la apariencia y la salud de vuestras piernas.

Todo lo que habéis leído en él, está basado en mi propia experiencia, acumulada a lo largo de muchos años.

La pelea, la constancia, la fuerza de voluntad y el no rendirse nunca, han sido las bases de mi trabajo.

Os he hablado un poco de todo. Quizá no he profundizado todo lo que podría haber hecho en algunos temas.

Pero tampoco quería aburriros demasiado, y tan sólo he querido explicaros de forma básica como he logrado mi objetivo.

Y sobre todo he querido animaros a hacerlo.

Muchas veces nos sentimos solas, vemos que nadie nos apoya y sufrimos en soledad nuestro problema.

Pues ya no estáis solas. Cada vez que sufráis, no dudéis en agarrar este libro y leer los consejos que os he dado.

Y por supuesto no dudéis en escribirme.

Todas aquellas que tenéis mi libro podéis comunicaros conmigo por email en laurafernandez987@gmail.com

Pues nada más amigas. Animo. A luchar por vuestro objetivo.

Ya veréis como en poco tiempo podéis lucir las piernas que siempre habéis soñado.

Laura.